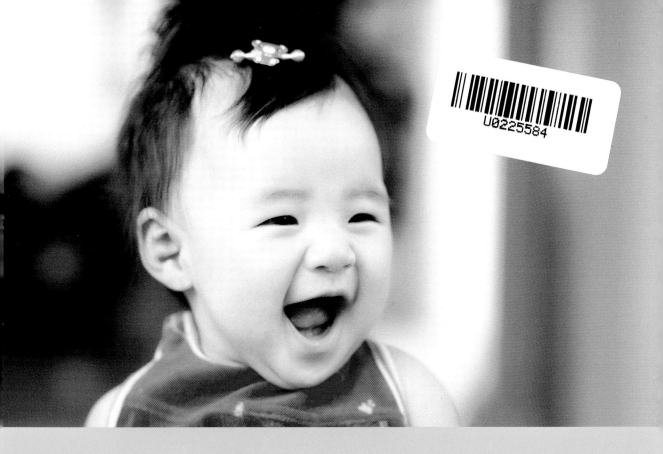

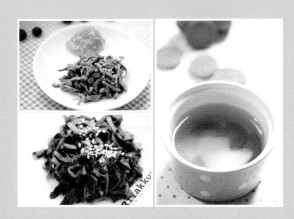

宝宝常见病预防
调养食谱 升级版

王晓纯 / 著

中国妇女出版社

图书在版编目（CIP）数据

宝宝常见病预防调养食谱 / 王晓纯著. --北京：
中国妇女出版社，2017.1
ISBN 978-7-5127-1272-0

Ⅰ.①宝⋯ Ⅱ.①王⋯ Ⅲ.①小儿疾病—常见病—食
物疗法—食谱 Ⅳ.①R247.1 ②TS972.162

中国版本图书馆CIP数据核字（2016）第056569号

宝宝常见病预防调养食谱

作　　者：王晓纯　著	
责任编辑：陈经慧　路　杨	
责任印制：王卫东	
出版发行：中国妇女出版社	
地　　址：北京东城区史家胡同甲24号	邮政编码：100010
电　　话：（010）65133160（发行部）	65133161（邮购）
网　　址：www.womenbooks.com.cn	
经　　销：各地新华书店	
印　　刷：北京中科印刷有限公司	
开　　本：188×210　1/24	
印　　张：4	
字　　数：80千字	
版　　次：2017年1月第1版	
印　　次：2017年1月第1次	
书　　号：ISBN 978-7-5127-1272-0	
定　　价：24.80元	

推荐序 Recommendation

　　在现代社会，衣食无忧已经不再是梦想，而是每个人触手可及的生活状态。与之相伴的就是越来越多的人开始关注健康，尤其是宝宝的健康。科学研究表明，婴幼儿在生长时期的营养状态是至关重要的，这个时期的营养健康水平和生活习惯会决定孩子一生的身体素质和健康状况。给予孩子一个健康的未来是每个家长的责任。

　　临床营养师王晓纯的这本书首先为家长解决了宝宝在遇到各种不适时怎么吃的问题，比如宝宝发热、腹泻、便秘和食欲不振的时候，到底该吃什么好，还有其他喂养过程中遇到的一些常见问题，都做了详细的分析解释，最重要的是为家长提供有效的、简单易操作的食谱疗法。其次，本书在宝宝营养素补充的问题上，结合临床提出了一些注意事项和推荐菜谱。最后，针对父母最关心的宝宝的喂养问题，如关于宝宝厌奶、肥胖宝宝的饮食、增强宝宝抵抗力等问题，以及在喂养过程中一些常见的误区，本书都做了具体的分析和解释。

本书结合实际哺育喂养中的常见问题，有针对性地提出科学的解决方法和推荐食谱，文字深入浅出、清晰易懂，给家长提供了一系列科学有效的育儿喂养方法，这才是给孩子最好的礼物。

于　康

北京协和医院临床营养科教授

博士研究生导师　主任医师

目 录 Contents

第一章　宝宝常见不适预防调养食谱

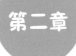

第二章 宝宝营养元素补充食谱

第三章 父母最关心的宝宝喂养问题

第一章
宝宝常见不适预防调养食谱

咳嗽 / 发热 / 腹泻 / 食欲差、消化不良 / 便秘 / 宝宝出牙 / 鹅口疮引起的口腔不适 / 地图舌 / 睡眠不好 / 湿疹

 # 咳嗽

① 宝宝为什么总咳嗽

有的宝宝老爱咳嗽，特别是在秋冬季节，从而导致吃不好、睡不好，影响到身体的正常发育，很多父母都因宝宝的反复咳嗽而担忧。其实，咳嗽是机体的一种防御反射，是机体将呼吸道内的分泌物或异物排出体外的一种保护性措施。但是，如果咳嗽过于严重或呈反复持续性，便失去了其保护的意义。

诱发宝宝咳嗽的原因有：

☆急性咳嗽：多由呼吸道感染（包括病毒、细菌、支原体、衣原体和结核杆菌等）引起，如比较常见的感冒、急性气管炎或支气管炎等。

☆慢性咳嗽：常反复发作，病因比较复杂，既可以是呼吸系统的疾病，也可以是其他系统的疾病，还可能与环境及心理因素有关。

宝宝如果长期慢性咳嗽，会导致呼吸、心血管、胃肠道、泌尿生殖、神经和肌肉骨骼等系统的并发症，严重影响患儿及其家庭的生活质量，也会不同程度地影响患儿的心理健康。因此，一定要找出引起宝宝咳嗽的原因，并采取积极措施。

② 宝宝反复咳嗽怎么办

如果宝宝反复咳嗽超过1个月，父母必须重视，但切忌自行滥用抗生素及止咳药，一定要遵从医嘱。因为很多宝宝呼吸道感染的致病菌是病毒，过敏也会引起过敏性咳嗽，所以不要宝宝一咳嗽就让他吃抗生素。另外，3岁以下的宝宝呼吸系统未发育成熟，咳嗽反射差，再加上支气管管腔狭窄，如果盲目吃止咳药反而不利于痰液排出。

除了谨慎用药以外，照顾咳嗽的宝宝还要注意：

☆多饮温水缓解喉咙不适（6个月以上宝宝），减少过甜过咸的食物摄入，忌食油腻和生冷不易消化的食物，保证营养的补充。

☆积极清理呼吸道。家长要注意勤给咳嗽有痰的宝宝拍背排痰；宝宝夜间咳嗽，可以采取侧卧或半卧位。

☆保证充足的睡眠和休息，咳嗽严重时不要参加体育活动，待缓解后可进行适当的户外活动。

☆宝宝穿衣厚度要适宜，衣服要便于穿脱，防止过热或受凉。

☆室内常通风，室温控制在18℃～22℃，湿度保持在50%～60%；避免接触易引起过敏的物质，如尘螨、花粉、皮毛等；不吃或使用易使宝宝过敏的食物和药物，避开二手烟。

☆家长要保持积极乐观的心态，不要让负面情绪影响宝宝。

♥ 风寒咳嗽食疗方

　　咳嗽的宝宝应注意保证均衡营养摄入，以增强自身抗病能力，尽快康复。另外，中医常把宝宝咳嗽分为风寒咳嗽和风热咳嗽两种。《黄帝内经》中指出"寒者热之，热者寒之"，所以根据不同寒热证型选择恰当的食物，可以组成更为有效的食疗方。

　　风寒咳嗽的宝宝一般表现为舌苔发白、痰稀或有白黏痰，咳嗽前常伴随打喷嚏、鼻塞、流清鼻涕，可以吃一些辛温、解表、止咳的食物。

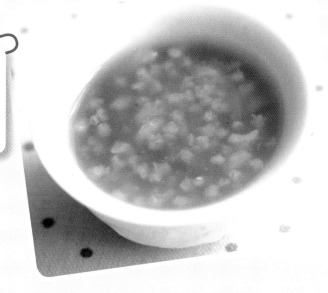

Tips

　　食物的量可以适当调整，根据宝宝的喜爱和适应程度进餐，不必一次都吃完。

生姜红糖二米粥

适合年龄：10个月以上。

原料 大米25克，小米25克，姜2克或少许，红糖0.5克或少许。

做法

1. 将大米、小米淘洗干净，浸泡20分钟。
2. 姜切丝备用。
3. 锅中加适量水，大火煮沸后，放入姜丝、红糖。
4. 放入大米和小米，搅拌，调小火煮约40分钟，再加盖焖约20分钟即可。

功效

　　可以驱散风寒，适合感受风寒后身体不适的宝宝。

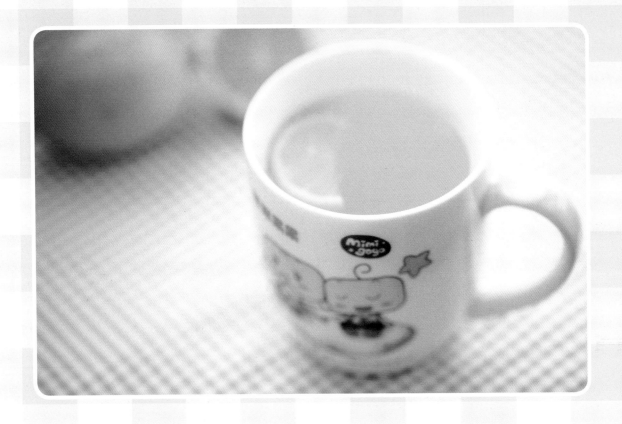

柠檬蜂蜜鲜姜饮

适合年龄：3岁以上。

(原料) 柠檬1个，蜂蜜适量，姜1块。

(做法)

1. 将柠檬、姜洗干净。姜去皮切薄片，柠檬切薄片。
2. 一层柠檬片、一层生姜片上面放适量一层蜂蜜。
3. 腌渍2小时后，冲温水饮用即可。

(功效)

可以散风寒、止咳，适合感受风寒后咳嗽的宝宝（3岁以上）。

Tips

蜂蜜不适合小宝宝饮用，一般2岁半以上的宝宝可以开始少量食用，且不宜过甜，冲水后略有甜味即可。

♥ 风热咳嗽食疗方

　　风热咳嗽的宝宝多口干、干咳或有不易咳出的黄黏痰，并伴有咽痛、流黄鼻涕，可以吃一些清热化痰、宣肺止咳的食物。

薄荷雪梨泥

适合年龄：8个月以上。

原料 雪梨1个，薄荷叶5片或若干。

做法

1. 将雪梨洗干净，去核、去皮。
2. 锅中放水，水开后放入雪梨，煮8分钟左右，加入薄荷叶同煮2分钟。

3. 将熟梨和薄荷梨水放到搅拌机里搅打成泥即可。

功效

　　梨不仅具有清热化痰、生津润燥的作用，而且含有可溶性膳食纤维、维生素A、维生素C及钙、铁、镁、锌等矿物质，不仅适用于风热咳嗽，也是宝宝日常平衡膳食和秋季食疗的佳品。

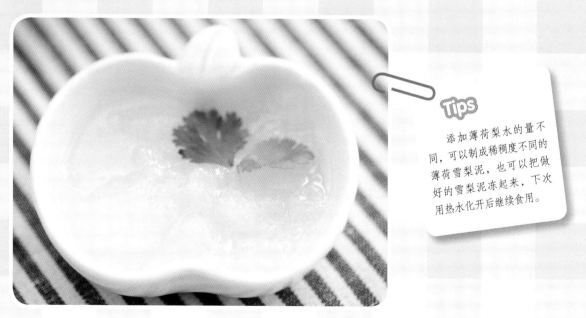

Tips

　　添加薄荷梨水的量不同，可以制成稀稠度不同的薄荷雪梨泥，也可以把做好的雪梨泥冻起来，下次用热水化开后继续食用。

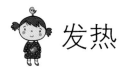 发热

1. 什么原因会导致宝宝发热

发热是指各种原因引起的人体体温调节中枢功能障碍，体温超出了正常的范围。很多疾病的临床表现都有发热，如胃肠道感染、呼吸道或泌尿道感染等。但是，宝宝发热并不代表一定生病了。例如，饮食不当、哭闹、穿衣过多、室温过高、剧烈活动都可以影响宝宝的体温，使体温出现暂时性增高，这种情况可采取多饮水、少包裹、减少肥甘厚味的食物、多休息等措施，体温一般即可恢复正常。

2. 如何护理发热的宝宝

宝宝发热时，妈妈首先要观察宝宝的精神状态，看宝宝除了发热之外，是否还伴有咳嗽、流涕、鼻塞、腹泻、腹痛等症状，程度如何。如果宝宝2~3天不退热或伴随的其他症状加重，应及时到医院就诊。

☆ 物理降温

如果宝宝只有发热，且体温未超过38.5℃，可采取物理降温。大人可以用温毛巾擦拭宝宝全身，重点擦拭颈部、腋下、肘部、腹股沟等皮肤皱褶处；也可以给宝宝洗个温水澡，水温约比宝宝体温低3℃~4℃，洗5~10分钟。退热贴的效果主要体现在局部降温，在宝宝额头上贴一贴，几分钟便能感觉到清凉，对降低头部温度及发热引起的头痛、头晕等有一定的缓解作用，宝宝也会感觉舒服很多。

☆ 日常生活

宝宝发热时要多喝温开水（6个月以上），注意补充液体。宝宝发热时常常没有食欲，因此饮食应清淡、新鲜，选择颜色丰富且易消化的食物。天气好的时候，家长应常带宝宝到户外活动，比如做做操、散散步，但不要剧烈活动。

☆ 何时用药

当宝宝体温达到38.5℃以上时，应在医生指导下，给宝宝服用退热药。对于有高热惊厥史或对发热反应较重（如较大儿童伴有全身酸痛、明显寒战等）的患儿，体温未超过38.5℃时，在医生指导下也可使用退热药。

☆并非越捂越好

2岁以内的宝宝体温调节中枢发育尚不完善，发热时常常无寒战反应（四肢冰冷、发抖），如果宝宝穿得、包裹得太多，或环境温度过高，宝宝体温就会越捂越高。这个时候其实应该减少盖被，穿宽松衣服，保持室内空气流通，室温保持在24℃~26℃为宜。

年龄大一些的孩子，体温调节中枢已发育成熟，发热时常有寒战反应，此时应适当增加衣物或盖被褥，以缓解孩子的不适。

☆酒精擦拭不能乱用

给发热宝宝全身进行酒精擦拭，能起到降温的作用，但如果在寒冷季节进行，宝宝会感觉很不舒服。酒精擦拭一般适用于高热、无寒战及出汗的情况，而高热伴寒战或出汗的宝宝不宜使用。另外，要使用浓度为30%~40%的温酒精，用细软毛巾沾湿，在宝宝大血管通过处且皮肤较薄处（如腋下、腹股沟、颈部、额头）反复轻轻擦洗。

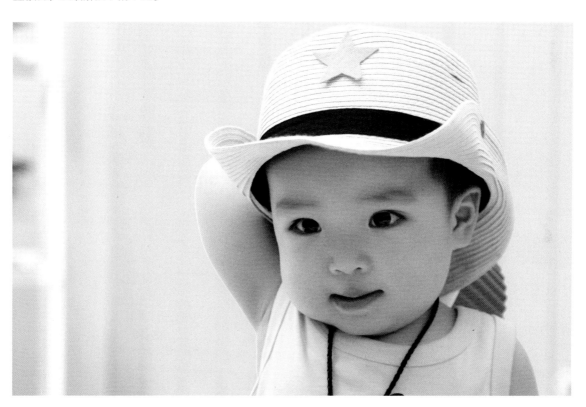

♥ 风寒发热食疗方

宝宝发热时常常没有食欲，这时候不要给脆弱的消化系统过多的负担，饮食要新鲜清淡、少油低糖且易消化，不可吃得过多、过快、过杂、过甜，以汤、稀粥、蔬菜汤面等为主。

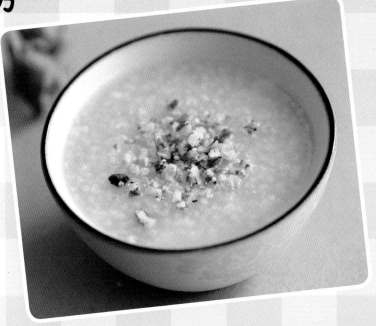

核桃嫩姜二米粥

适合年龄：1岁以上。

 原料　大米25克，小米25克，核桃10克，姜3克或少量，盐少许。

 做法

1. 将大米、小米淘洗干净，浸泡20分钟。
2. 核桃捣碎，姜切丝。
3. 锅中加适量水，大火煮沸后放入姜丝。
4. 放入大米和小米，搅拌，换小火煮约40分钟。
5. 放入核桃碎，再加盖焖约20分钟，加少量盐调味即可。

 功效

适合受风寒后感冒发热且平时身体虚弱的宝宝。

Tips

过敏体质的宝宝可以根据个体适应情况，等到2岁再加坚果。

♥ 风热发热食疗方

黄瓜豆腐面

适合年龄：8个月以上。

 原料　儿童挂面50克或适量，黄瓜100克或1小根，豆腐50克或1小块。

做法

1. 将黄瓜洗干净。
2. 黄瓜切末或切片，豆腐切末或切小丁。
3. 锅中加适量水，大火煮沸后，放入适量面条，煮熟。
4. 放入黄瓜末、豆腐末同煮2～3分钟。
5. 将所有食材捞出沥干水后即可食用。

 功效

适合风热感冒且发热、浑身酸痛不适的宝宝。

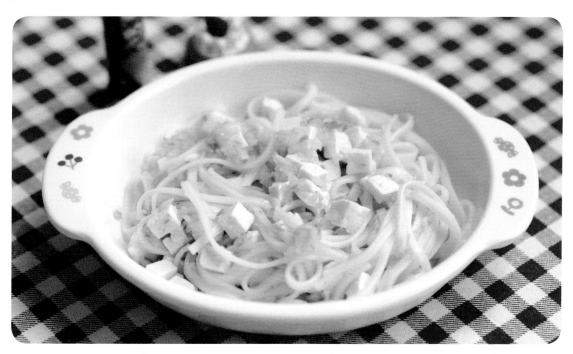

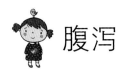

腹泻

1. 宝宝腹泻常见原因

宝宝腹泻分为感染型和非感染型两种。

感染型腹泻是指宝宝肠道有细菌或病毒感染，例如，大肠杆菌、人类轮状病毒等。尤其儿科门诊秋冬季常见的小儿腹泻，多是由轮状病毒感染引起的，且好发于6个月～2岁的婴幼儿。轮状病毒可以通过消化道和呼吸道转播，带病毒的成人给宝宝喂东西吃，或者食物本身不卫生，都可以使病毒从口腔进入宝宝体内。

引起宝宝腹泻的非感染因素包括胃肠功能紊乱；药物使用；家长对宝宝喂养不定时，量过多或过少；过早添加易致腹泻的淀粉、蛋白质或脂肪类食物，或突然改变食物的品种；气候突然变凉，宝宝肚子受凉使肠蠕动增强；宝宝对某种食物过敏或不耐受；肠道乳糖酶缺乏；等等。

另外，我们要知道，正常的肠道菌群能抵抗致病微生物的入侵，所以家长一定切记不要给宝宝滥用抗生素，否则易导致宝宝肠道菌群失调、大量致病菌繁殖，从而引起更严重的腹泻。

2. 宝宝腹泻轻重的症状

☆症状较轻的腹泻

宝宝每天大便次数一般在10次以内，粪便为黄色或黄绿色，稀糊状或蛋花汤样，有酸臭味。宝宝精神状态尚好，偶尔有恶心、呕吐，几天内可痊愈。宝宝这种情况的腹泻多是由饮食不当或者其他肠道外感染引起的。

☆症状重的腹泻

宝宝腹泻频繁，每天大便可10次以上，甚至几十次，大便为水样或者蛋花汤样，大便中混有黏液，大便量多，常倾泻而出。宝宝常有呕吐，甚至吐出咖啡渣样物质。宝宝这种严重的腹泻常由肠道内感染引起。

3. 应对宝宝腹泻的有效措施

☆吃母乳的宝宝应继续母乳喂养，可暂停辅食，除非严重呕吐否则不要给宝宝禁水；人工喂养的宝宝，可以先喝米汤、稀释牛乳或脱脂奶。实际上，持续进食配方奶或牛奶的婴幼儿，腹泻康复得更快。

☆夏季胃肠道疾病流行，要避免在夏季断奶。添加辅食要逐渐过渡，由少到多，由稀到稠。

☆要让宝宝（6个月以上）多喝白水，且在各餐之间喝水。避免喝甜饮料、汽水、未稀释的果汁等，这类饮品可能导致脱水和进一步腹泻。

☆每顿不宜吃多，少食多餐。减少油炸、果酱、沙拉酱以及辛辣食物的摄入，这些食物在腹泻期间不易耐受。

☆大人在给宝宝做饭和喂宝宝前要将手洗干净；宝宝的奶瓶要注意清洁，每次用后煮沸消毒；

☆宝宝的玩具、尿布、便器等也要注意清洁消毒；宝宝的衣物要勤洗、勤晒。

☆根据气候变化给宝宝随时增减衣物，避免受凉或过热。温的食物比热的或冷的食物容易耐受。

☆宝宝的粪便要及时处理，及时按照计划免疫给宝宝接种各类疫苗。

☆细菌感染引起的腹泻，要在医生指导下合理使用抗生素，一定不要给宝宝滥服抗生素。

☆如果宝宝的病情恶化，需尽快看医生。

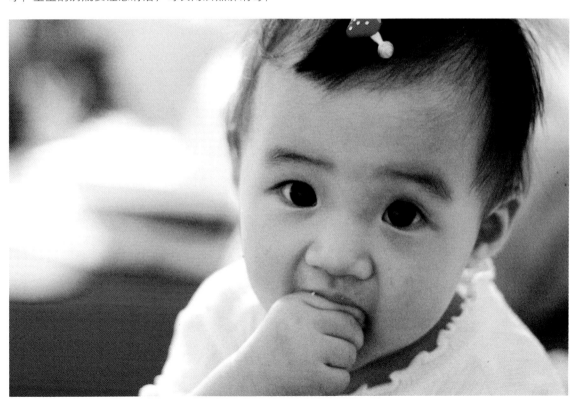

♥ 感染性腹泻食疗方

感染性腹泻初期宜给宝宝吃清淡流质食物，如米汤类。同时，补充大量透明的流质食物，防止脱水，并适当补充盐分或稀释的水果汁。随着排便次数减少和症状缓解，可改为细软易消化的半流质饮食。

胡萝卜汤

适合年龄：5个月以上。

 原料 胡萝卜500克，水1000毫升。

 原料

1. 将胡萝卜洗净后切片备用。
2. 锅中加水1000毫升，大火煮沸后放入胡萝卜片，煮烂。
3. 滤去胡萝卜渣，再加适量水煮沸后即可饮用。

功效

每次饮用胡萝卜汤100毫升~150毫升，能促使大便成形，有良好的止泻作用。

Tips

适用于已经添加了辅食的宝宝。

葱白绿豆粥

适合年龄：10个月以上。

 原料 绿豆50克，大米100克，葱白3克或少量。

做法

1. 将绿豆提前浸泡10小时以上。
2. 将大米淘洗干净，浸泡20分钟。
3. 葱白切丝备用。
4. 锅中加水大火煮沸，放入大米，再次煮沸后放入绿豆。
5. 搅拌后，煮30分钟左右至黏稠。
6. 加入葱丝，搅拌后即可。

 功效

补充液体和能量，绿豆和葱白均有清热解毒的作用，尤其适用于病毒或感染性腹泻的饮食调理。

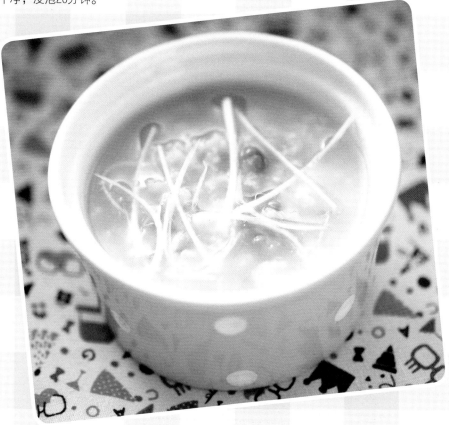

♥ 非感染性腹泻食疗方

对于非感染性腹泻，需尽快找到导致腹泻的原因，尤其由食物过敏或不耐受所致的腹泻，需要暂时回避这些食物。该阶段忌食牛奶、蔗糖、菜花等易产气的食物，因为这些食物可能会加重宝宝的腹泻。

苹果泥小·米粥

适合年龄：8个月以上。

原料 小苹果1个，小米100克。

做法

1. 将小米淘洗干净，浸泡20分钟。

2. 锅中加水大火煮沸后放入小米，搅拌均匀，煮20分钟左右至软烂黏稠。

3. 苹果煮熟后刮泥。

4. 将苹果泥放入小米粥里，拌匀后即可食用。

功效

补充腹泻流失的矿物质，且有助于止泻。

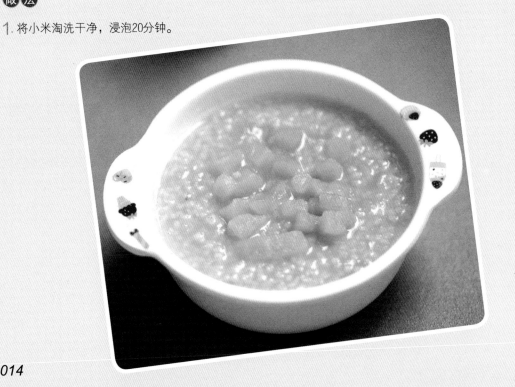

食欲差、消化不良

1. 宝宝胃口不好怎么办

宝宝胃口不好，不想吃饭，会影响到正常的生长发育，这让很多家长感到担忧。导致宝宝食欲变差的常见原因是生病或者微量元素缺乏。有时候看似胃口不好，不一定仅仅是肠胃问题，可能和很多方面有关，比如喂养不当、添加辅食不合理、不规律饮食等，需要家长细心留意或咨询专业人士。

宝宝因生病导致的胃口不好，要及时治疗。同时，家长在喂养方面要做好以下几点：

☆母乳喂养的宝宝要继续坚持母乳喂养，减少每次母乳喂养量，但是增加喂养的次数。

☆要鼓励宝宝多喝水，尤其是在发热或者呕吐、腹泻导致身体内水分大量流失的时候；还可以喂宝宝喝一些透明质流食或米粥。

☆宝宝6个月时根据发育和接受程度要及时添加辅食，首选米汤、米糊或强化婴儿米粉等软且易消化的辅食，逐渐增加辅食的种类，选择宝宝喜欢吃的食物。宝宝胃口不好时进食量会比较少，可以适当减少每次喂养量而增加喂食的次数，以保证营养的摄入。

☆给宝宝创造温馨舒适的吃饭环境，宝宝不想吃的时候不要强迫，更不要斥责，用鼓励劝说，以及让宝宝参与食物制作等方式引起他对食物的兴趣。

☆中医认为，很多宝宝不好好吃饭、吸收不好，是脾胃不和导致的，所以要健脾养胃。很多食物如果蔬粥、粗粮等具有健脾养胃的功效，后面将介绍一些色泽鲜艳、营养丰富、适合胃口不好的宝宝吃的食谱。

☆需要强调的是，家长要给宝宝养成良好的饮食习惯，尤其是已经能自己独立吃饭的大宝宝。当他吃饭不专心、边吃边玩的时候，家长要以身作则，自己首先有良好的饮食习惯，不挑食偏食。有时候甚至可以"心狠"一点儿，这一顿不吃，可以等到下一顿饿了再吃。一定不能养成追着喂饭的习惯。慢慢培养引导，宝宝才容易形成定时且专心吃饭的好习惯。

2. 宝宝消化不良怎么办

宝宝不光要吃得好，还要消化得好，才是营养物质正常吸收的前提。消化不良是很多宝宝经常出现的问题，中医常提到的"积食"，实际上就是消化不良导致的食物无法良好地吸收。引起宝宝消化不良的主要原因有：一次吃的食物太多，吃的食物太油太硬不易消化，或饮食搭配不合理，等等。

当宝宝持续或者反复出现以下这些情况，需要引起家长的警觉，可能存在消化不良的情况：

☆宝宝有口臭，尤其是在清晨醒来或者打嗝的时候。

☆宝宝肚子胀、排气多，不爱吃东西，肚子发出"咕噜咕噜"的声音。

☆吃奶的宝宝可表现为溢奶，大一点儿的宝宝会出现呕吐，诉说肚子痛或捂着肚子。

☆腹泻，大便酸臭味或者恶臭，带有奶棒、奶块或者少许食物原型或不消化的食物残渣。

☆夜里睡不好觉，哭闹不安，烦躁，甚至会低热。

当宝宝出现消化不良不能缓解且情况较重时，要到医院及时诊治，检查是否有肠胃疾病或者寄生虫感染，必要时在医生指导下进行药物治疗。非疾病引起的消化不良，家长只要及时调整宝宝的饮食结构和习惯，纠正宝宝不良的生活方式，是可以得到改善的。那么，具体应该怎么做呢？

☆宝宝生活要有规律，养成定时排便的习惯和良好的睡眠习惯。

☆要让宝宝多喝水，多吃富含膳食纤维的蔬菜，如菠菜、芹菜、油菜、白菜等；不要让宝宝吃辛辣刺激性食物及生冷、不易消化、油腻的食物；不要让宝宝喝容易产气的碳酸饮料。

☆鼓励宝宝多运动，可以促进肠蠕动；家长还可以在宝宝晚上临睡前以肚脐为中心顺时针方向按摩宝宝肚子，既能促进肠蠕动，又能帮助宝宝入睡。

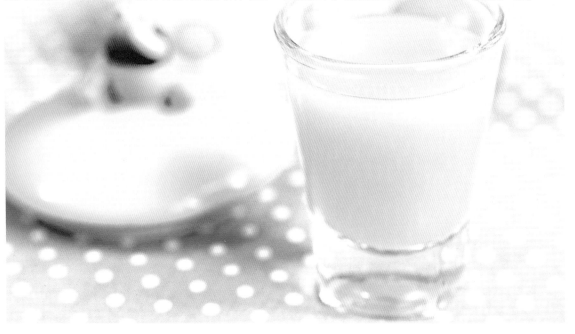

♥ 推荐食疗方

儿童山楂糕

适合年龄：1岁以上。

 山楂500克，冰糖80克，植物油少许。

1. 将山楂洗干净，去子。
2. 锅中放入山楂果肉，加水，大火煮沸5分钟后改小火，直至果肉煮烂。
3. 将煮好的山楂放凉后用筛子过滤掉果皮和粗纤维，留下山楂糊备用。
4. 山楂糊重新放入锅中，加入冰糖，大火煮至浓稠状，并不断搅拌。
5. 把一层油涂抹在儿童模具中（小骨头、圣诞树等不同形状），再把山楂糊倒入模具中。
6. 待其自然冷却，倒出即可。

山楂中的有机酸可促进消化，有调节胃肠的功能。

儿童不宜生吃山楂。

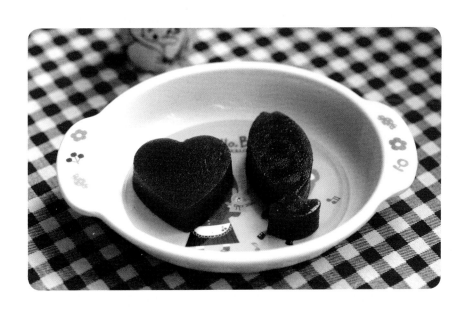

菠萝豌豆蛋拌饭

适合年龄：1岁以上。

 原料 菠萝1片约100克，豌豆10克，鸡蛋1个约60克，蒸好的米饭100克，植物油、盐、酱油各适量。

做法

1. 将菠萝片切成丁，备用。
2. 锅中倒入少量油，放入打散的鸡蛋炒碎。
3. 放入豌豆、菠萝丁炒3～5分钟。

 4. 加少量盐和酱油调味。
5. 与蒸好的米饭混合搅拌后即可食用。

 功效

菠萝中的蛋白酶可以助消化，其丰富的膳食纤维能促进胃肠蠕动。

Tips

小宝宝吃豌豆要碾碎，注意不要呛咔。

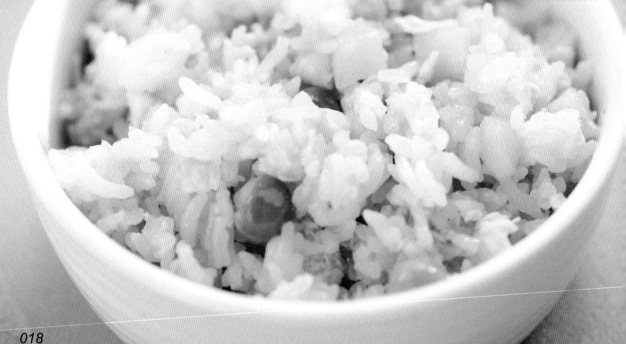

# 便秘

1. 哪些原因会导致宝宝便秘

宝宝的大便如果又干又硬，排便次数减少，排大便时费力，就是"便秘"了。喂母乳的宝宝一般吸收比较好，很少出现消化不良、便秘的问题。人工喂养的婴儿，由于牛乳中的酪蛋白含量多，可导致大便干燥。已经添加了辅食的宝宝，可能由于食物摄入量不足或食物过精，含膳食纤维少，造成消化后残渣少，粪便减少，不能对肠道形成足够的排便刺激，以致粪便在肠管内停留时间过久也可形成便秘。其他可以发生便秘的原因还有生活不规律或未养成定时排便的习惯、饮食结构不平衡、消化不良等。某些疾病，如肛门狭窄、肛裂、先天巨结肠、发热等全身疾病时均可以发生便秘。

便秘的宝宝排大便时会满脸通红、哭闹，还会有腹胀、腹痛。如果宝宝有严重的、持续超过2小时的腹痛、精神状态不好，新生儿吃奶差或有脱水现象，应及时就医。母乳喂养的新生儿每日大便少于3次，要警惕奶量不足，并尽快看医生。

2. 如何护理便秘的宝宝

☆注意给宝宝的食谱中增加新鲜果汁、蔬菜水、菜泥等。另外，宝宝的食物不宜过于精细，吃一些含膳食纤维较多的食物，像圆白菜、玉米、莴苣等，便于形成大便。要训练宝宝定时排便的良好习惯，有了这种习惯，即使粪便不多，时间因素作为一种刺激也会促使宝宝产生排便行为。

☆增加宝宝的饮水量，但要注意少喝碳酸饮料或甜饮料。

☆宝宝喝奶或进食后30分钟，家长可以给孩子进行腹部按摩，用手指绕脐周按顺时针方向按摩，每次20～30圈，每日2～3次，能促进其肠蠕动，有利于排便，并注意增加运动。

☆喝配方奶的宝宝在出现便秘时，妈妈应让宝宝少食多餐，减少每次喂奶量，且冲调奶粉时不要过浓。

☆宝宝营养品补充过多，尤其是补钙太多，不但不利于钙的吸收，还会引起便秘，所以补钙量并不是越多越好。

☆对于经常便秘的宝宝，可使用温和的缓泻剂，如果导片、酚酞片、液状石蜡等。原则上小儿特别是婴幼儿不宜服用泻药，可以采用栓剂，如甘油栓或开塞露，也可将肥皂头用水适当浸泡后，做成栓状，塞进肛内。塞入栓剂或开塞露后，应将肛门部夹紧，使药剂在肛门内保留片刻，使之溶化起作用，能更好地滑肠通便。

♥ 推荐食疗方

鲜榨石榴汁

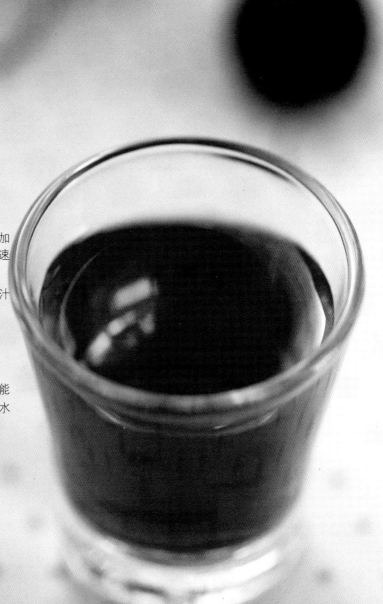

适合年龄：10个月以上。

原料 石榴1个，清水适量。

做法

1. 将石榴粒剥出，放入搅拌机，加适量清水，搅打约1分钟或放入慢速榨汁机中。
2. 过滤掉渣子。如果使用慢速榨汁机则不需要过滤。
3. 果汁倒入杯中，即可饮用。

功效

石榴不仅可以改善便秘，还能增加食欲，其维生素C的含量位于水果榜前列。

白芝麻拌菠菜碎

适合年龄：1岁以上。

原料 菠菜100克，白芝麻5克。

做法

1. 将菠菜洗净，备用。
2. 锅中加水大火煮沸3分钟后放入菠菜焯熟，捞出沥干。
3. 菠菜切碎。

4. 将白芝麻碾碎，撒在碎菠菜上，拌匀后即可食用，大一点儿的宝宝可以加适量盐、糖调味。

功效

菠菜经常被认为是补铁食物，但其实菠菜中的膳食纤维也可以帮助胃肠蠕动、刺激排便。

Tips

很多宝宝不喜欢吃蔬菜，可以把蔬菜切碎，易于宝宝咀嚼，大一点儿的宝宝可以放适量香油增加香味。

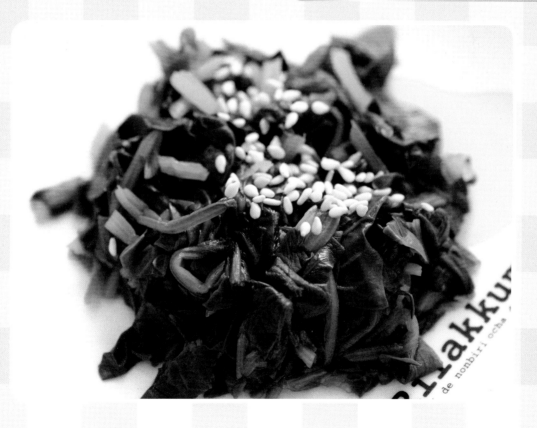

芝麻粳米粥

适合年龄：10个月以上。

 粳米50克，黑芝麻15克。

 做法

1. 将粳米淘洗干净，浸泡20分钟。
2. 锅中加水大火煮沸后放入粳米、黑芝麻，煮40分

钟左右至黏稠成粥。

3. 凉至室温后即可食用。

 功效

粳米中各种营养素含量丰富，对于日常身体虚弱、胃肠动力不足的宝宝更有效。

 Tips

注意粳米不容易煮烂，需要多煮一些时间。

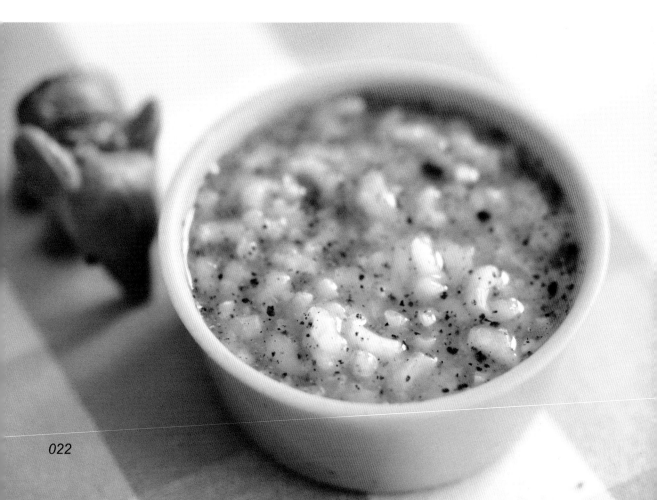

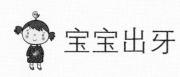

宝宝出牙

1. 宝宝应该何时出牙

大部分宝宝在4~8月龄时就开始长乳牙了，但有的宝宝会因为种族、性别、遗传、气候、营养、疾病等因素的影响，出牙有所延迟。宝宝出牙的顺序，通常是最先长出下切牙（下门牙），然后长出上切牙。多数宝宝1岁时已长出4上4下共8颗乳牙，接着再长出第一乳磨牙，该牙长出的位置离切牙稍远，为即将长出的乳尖牙（虎牙）留下空隙。宝宝一般1岁半时长出14~16颗乳牙，最后长出的4颗是第二乳磨牙，其位置紧靠在第一乳磨牙之后。有的宝宝会有个别牙齿的萌出顺序颠倒，但最终并不影响牙齿的排列，家长不用太担心。宝宝一般在2~2岁半时，20颗乳牙全部长出。如果宝宝在1岁时仍不长第1颗乳牙，应到医院检查并找出原因。

宝宝出牙时会有一些不适的表现，比如流口水、疼痛、肿胀、爱啃咬东西，甚至不爱吃饭。这个时候可以给宝宝吃点儿磨牙食物，比如胡萝卜条、黄瓜条、磨牙饼干等，不但可以刺激宝宝的味觉，还能磨薄阻挡出牙的口腔黏膜和肌肉组织，帮助牙齿快速萌出。

2. 宝宝出牙期要做好护理

宝宝乳牙迟迟不出，牙齿发育不好，不仅影响到牙齿的健康，还可能影响脸型和今后的生长发育，所以家长一定不要大意。家长在宝宝出牙期要做好护理工作，面对宝宝出牙晚的问题要及时想办法解决。

☆宝宝如果某些营养元素缺乏，如钙、磷、维生素D不足，会影响乳牙的萌出。母乳充足、质量好，以及合理添加配方奶的宝宝，在钙、磷的摄入上问题不大，但家长要带宝宝多晒太阳，补充维生素D，有利于摄入的钙、磷更好地被吸收利用。

☆当大多数乳牙萌出以后，可以逐渐给宝宝添加饼干、瘦肉、豆制品、苹果、黄瓜、果丹皮等较硬韧而耐咀嚼的食物，进一步促进牙齿与颌骨的发育。

☆要注意清洁宝宝的口腔。宝宝每次进食后，家长可以用纱布、棉签或海绵棒蘸点儿清水轻轻擦拭宝宝的牙龈和长出来的牙齿。大一点儿的宝宝要让他养成早晚刷牙和饭后漱口的习惯。

☆宝宝在出牙过程中因为牙龈不适，可能会咬嘴唇，时间长了会影响牙齿的生长，家长发现宝宝咬嘴唇时要及时制止，或采取转移注意力的方法阻止。

☆随着宝宝牙齿的萌出、吞咽功能的完善，流口水现象会慢慢消失。如果在乳牙萌出的过程中，宝宝流口水的地方因为唾液刺激有皮肤发红的现象，妈妈可以用柔软的棉布及时帮宝宝擦干净口水，擦的时候动作一定要轻柔，也可以在医生指导下用点儿有收敛作用的药膏。

☆宝宝出牙时可能会有体温升高，只要体温不超过38℃，且精神好、食欲旺盛，就无须特殊处理，让宝宝多喝些开水就行了；如果体温超过38.5℃，并伴有烦躁哭闹、拒奶等现象，则应及时就诊。

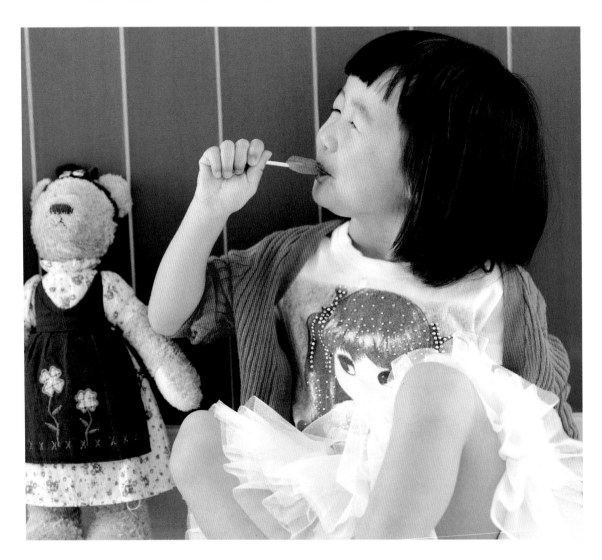

♥ 推荐食疗方

　　宝宝的磨牙食物必须是大块的，因为硬的小块容易引起宝宝的误吸，大块的食物可以减少误吸的机会，比如婴儿磨牙饼干，下面的食谱就来教大家自制磨牙饼干。另外，如果想最安全有效地缓解牙龈痛，可以给宝宝一些相对凉的食物，比如一大根去皮的凉黄瓜条、一根去皮完整的胡萝卜等，但是注意只是用来磨牙和熟悉食物的味道，而不是真让宝宝大口大口地吃掉凉的食物。

自制磨牙燕麦饼干

适合年龄：6个月以上。

 原料　面粉120克，婴儿米粉120克，苹果汁250毫升。

 做法

1. 将各种原料混合。
2. 用较大的食物模具压出想要的形状。
3. 预热烤箱到175℃，并在该温度下烘焙20～30分钟。
4. 凉至室温后即可让宝宝用手抓着吃。

 功效

　　帮助宝宝缓解长牙不适的同时补充能量，适应不同质地的食物。

 Tips

适合已添加辅食且开始长牙的宝宝。

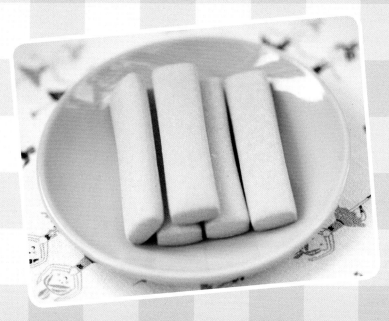

鹅口疮引起的口腔不适

1. 什么是鹅口疮

有的新生宝宝嘴里会出现一小片好像奶皮的东西，擦也擦不掉，这种情况就是鹅口疮。那些白色的斑片物是白色念珠菌感染造成的，可能是母亲阴道感染了白色念珠菌，分娩时感染了新生宝宝，也可能是奶头、哺乳用具不卫生，使新生宝宝受到感染，多见于使用抗生素后体弱或营养不良，特别是消化不良的小儿。

鹅口疮多发生在患儿的颊部，口腔黏膜有白色的点状或片状物。它附着在黏膜上，会融合成大片白膜，边缘不充血。这种白膜不易擦掉，如果强行剥落则露出粗糙、破损的鲜红色黏膜，并有出血现象。鹅口疮的白膜生长迅速，被剥离过的部位几小时就会又被白膜覆盖。很多时候可发展到舌、牙龈、腭部等处，有时还可延伸至咽喉、气管和食道。

2. 如何护理患鹅口疮的宝宝

☆预防此病的关键在于严格消毒，护理宝宝时注意卫生，避免滥用或长期使用抗生素。

☆发现新生宝宝得了鹅口疮要及早请医生诊治，不要用力擦去新生儿口腔里的鹅口疮，否则会引起出血，并引起疼痛。母亲要注意个人卫生，喂奶前一定要洗手，并清洗奶头或消毒哺乳用具。喂奶后要给新生儿喂一点儿水，保持新生儿的口腔清洁。

☆不论给患儿的口腔中涂什么药，都应在喂奶后半小时，因为刚刚吃完奶就涂药，异味会引起患儿呕吐，而喂奶前抹药会因吃奶将刚抹的药冲掉而影响效果。

♥ 推荐食疗方

　　这个阶段要保证营养，增强抵抗力，才能与细菌作斗争。母乳喂养的妈妈可以继续母乳喂养，配方奶也应该继续，只要注意抚药与喂奶之间要有间隔时间。稍大一些的宝宝可以加强绿色蔬菜和水果的摄入。

丝瓜碎粥

适合年龄：6个月以上。

 原料　大米100克，丝瓜100克。

做法

1. 将大米淘洗干净，浸泡20分钟。
2. 丝瓜洗净，去瓤，切碎末。
3. 锅中加适量水，大火煮沸后放入大米，开锅后换小火煮约20分钟。

4. 放入丝瓜碎煮约20分钟，凉至室温后即可食用。

功效

　　中医认为鹅口疮的产生与蓄热秽毒有关，丝瓜有清热解毒的功效，可以作为这个阶段的食疗上选。

Tips

适合已添加辅食的宝宝。

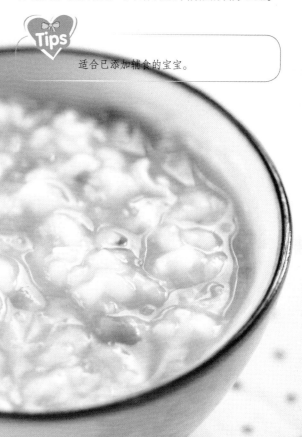

 地图舌

1. 宝宝为什么会有地图舌

有些宝宝在舌尖、舌边缘或舌背正中，出现一个或几个圆形、椭圆形或不规则的红斑，边缘呈黄白色，稍高起，可很快向周围蔓延扩大，使舌的表面出现颜色不同且边缘不整齐像地图样的舌面，故名"地图舌"，它是一种浅层、慢性、边缘剥脱性舌炎。红斑区是由于舌部丝状乳头剥脱而形成的红色脱皮区，黄白色隆起是由于丝状乳头角化增生所形成的。其病因现在还不能准确地确诊，但多数专家认为与肠道寄生虫的存在、消化不良、B族维生素缺乏、变态反应及乳牙萌出对舌头的刺激等因素有关系。

2. 宝宝出现地图舌怎么办

☆宝宝出现地图舌时，一般没有什么临床症状，无痛感，不影响食欲，宝宝照常饮食，不影响生长发育，一般不需治疗，病变可在2～10天自愈。但也有一些宝宝在经历一段缓解期后又反复，到4～5岁时才自愈。个别患者可能终生不愈，但对健康影响不大。

☆宝宝患病期间，由于舌部表皮有轻微损伤，本身有灼热感，宝宝害怕吃热的食物，对刺激性食物也特别敏感，故不应给宝宝吃过热、过冷、过酸的食物。

☆当宝宝患有消化不良时，舌部病变可加重，遇有刺激性食物有烧灼感或稍发痒，可应用乳酶生、酵母等助消化药物，消除消化系统疾病，或注意吃一些易消化的食物。

☆一般可不去医院就医，以免交叉感染。

♥ 推荐食疗方

B族维生素，尤其是维生素B$_2$对口腔和舌头的炎症有防治作用。很多食物中含有丰富的维生素B$_2$，如牛乳、奶粉、猪肝、黄鳝、蘑菇等。对于奶粉喂养的宝宝，一般不容易缺乏维生素B$_2$，但对于辅食添加单一且奶量较少的宝宝，辅食种类需要逐渐丰富起来。

冬菇肉末拌面

适合年龄：8个月以上。

 原料 冬菇50克，儿童挂面100克，猪肉30克，葱末、醋各适量。

做法

1. 将冬菇洗净，冬菇、猪肉切末。
2. 锅中加适量水，大火煮沸后，放入猪肉末、冬菇末，加适量醋，煮熟后捞出备用。

3. 另起锅，在锅中加适量水，大火煮沸后放入挂面，煮熟捞出后放入碗中。
4. 放入煮熟的冬菇末、猪肉末拌匀，再加入适量葱末即可食用。

 功效

冬菇营养丰富，各种维生素和矿物质的含量都不低，有很好的抗炎作用，对于舌头不适的宝宝非常适用。

Tips

对于12个月以上的宝宝，可以适量加儿童酱油、盐调味，而刚刚添加辅食不久的宝宝，则应尽量保持食物的原味，不用调味剂。

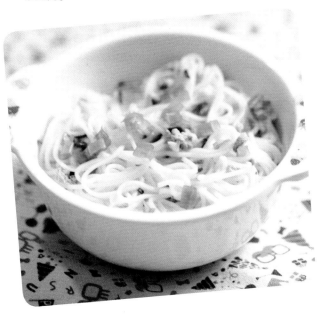

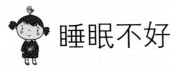 # 睡眠不好

1. 宝宝睡眠不好，中医有说法

正常小儿每天所需的睡眠时间是：初生至6个月为16～20小时；6个月～2岁为13～15小时；2岁以上为10～12小时。睡得过长或过短都不利于宝宝的生长发育，而且会造成肥胖或消瘦。

睡眠不好的宝宝常有的表现是：白天睡，晚上不睡；入睡难，入睡后易出汗，后半夜睡不宁，频频转换睡姿和位置，有的宝宝还会迷迷糊糊地坐起来，换个位置躺下再睡，有的还会做梦、打呼噜、咬牙，被梦境惊吓而醒；喜欢趴着睡，或者必须大人抱着来回走动或者摇晃才能睡着，一停下来或放下就醒；睡觉时有一点儿动静就醒；持续烦躁、哭闹，就是不睡觉。

中医认为，睡眠不好的宝宝多有明显的心火肝热。这样的孩子特别怕热，睡着时容易踢被子、掀衣服，把肚子都露出来；舌头、嘴唇偏红，甚至手掌心偏红、口臭、大便干结；性格急躁、爱发脾气。

另外，灯光或声音的刺激、宝宝吃得太多或太少、生病、运动不足等，都可以引起宝宝睡眠不好。

2. 如何调理好宝宝的睡眠

对于因心火肝热而睡眠不好的宝宝，要注意清心平肝。

☆不要让宝宝睡得太晚，要在11点以前睡觉。晚上11点之后胆经开阳气动，宝宝容易精神兴奋而睡不着，极易耗损肝胆之气。

☆不要让宝宝吃得过多、过饱，否则会加重脾胃的负担，积食生热，从而影响睡眠。

☆大一点儿的宝宝可以适当吃一些降肝火、养心血的食物，如芹菜、绿豆、西红柿、莲藕、小米等；少吃油炸、奶油、榴梿、荔枝等高热量和容易上火的食物。

☆每天适量晒太阳或补充维生素D，因为维生素D的血清含量与睡眠质量关系密切。

另外，要想让宝宝有一个好的睡眠，家长在护理宝宝时还要做到以下几点。

☆宝宝睡眠的环境要安静，光照不要强，温度以18℃～22℃为宜。

☆宝宝的衣被厚度要适宜，不要穿衣太多，枕头不要太高、太软，睡觉时枕头旁边不要放玩具。

☆最好固定宝宝的睡眠时间，例如，每晚8点到9点可以让宝宝上床，给宝宝读个小故事、唱首轻柔的安眠曲，能够帮助宝宝平静下来，有利于睡眠。

♥ 推荐食疗方

新生宝宝睡前吃饱很重要，如果夜里饿了自然会醒来要吃的，影响睡眠质量。但是，6个月以上的宝宝慢慢有能力一觉睡得时间较长，只要白天饭量奶量充足，可以逐渐减少夜奶量。大一些的宝宝注意平衡膳食，晚餐以细粮为主，搭配蔬菜水果。

奶蕉米糊

适合年龄：6个月以上。

(原)(料) 香蕉50克，米粉10克，配方奶100毫升。

(做)(法)

1. 将香蕉打成泥，备用。

2. 冲调配好配方奶100毫升。

3. 将奶倒入香蕉泥中，搅拌均匀。

4. 加入米粉，再加入60毫升水搅拌成黏稠半固体，即可食用。

(功)(效)

香蕉被欧洲人称为快乐水果，可见其对神经系统的调节功效，并且能放松肌肉助于入眠。

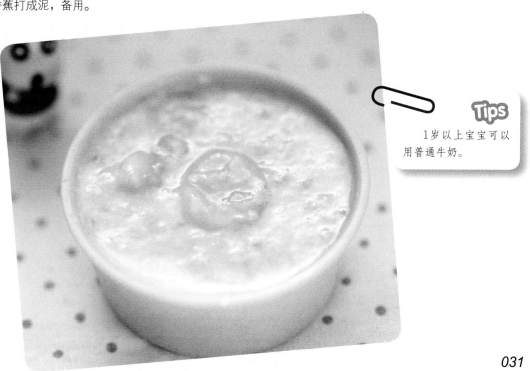

Tips
1岁以上宝宝可以用普通牛奶。

芹菜鸡蛋饼

适合年龄：12个月以上。

(原)(料) 面粉60克，鸡蛋1个，芹菜60克，盐、植物油各适量。

(做)(法)

1. 将芹菜洗净，煮熟后切末，备用。

2. 打匀一个鸡蛋，放适量盐。
3. 放入面粉，搅匀，再放入芹菜末，搅匀。
4. 锅中放油，油略热时放入混合面糊。
5. 面糊煎至定型后翻个，煎到两面焦黄即可。

(功)(效)

芹菜性凉，入肝经，可以平肝清热、镇静安神。另外，还有研究报道，芹菜有消除烦躁的作用。

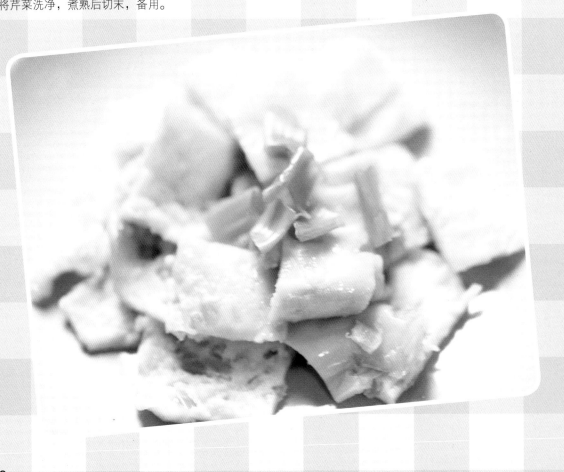

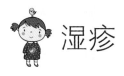# 湿疹

1. 宝宝湿疹很常见

湿疹是婴幼儿时期常见的一种皮肤病，可以发生在小儿任何年龄和任何身体部位，没有明显的季节性。患儿大多是1～6个月的宝宝，通常在出生后2～3个月时发病。其中，以吃配方奶的胖宝宝多见。患儿容易反复地发生呼吸道感染或腹泻，哮喘和过敏性鼻炎的发生概率也较高。

湿疹不会传染，但容易反复发作，一般在1岁以后逐渐好转，很多患儿在2岁以内可以自愈，只有少数遗留到儿童期或成人期，伴随终身。

湿疹的主要症状是：一开始是小红疹子，逐渐变成红斑、丘疹、小水泡、渗液、结痂和脱屑，皮肤会因此而变得粗糙，在吃奶、哭闹或受热后会变得明显发红，皮疹以奇痒和反复发作为特点，表现为时轻时重，患儿可因皮疹的剧烈瘙痒而哭闹不安、不能安睡或伴有拒食、吐奶、腹泻等症状。

目前认为宝宝湿疹的原因主要有：宝宝是过敏性体质，对食物过敏或不耐受，喂养不当，喂母乳的母亲或者添加辅食的宝宝吃进了致敏物质，如鱼、虾、蛋类及牛乳；环境因素如花粉、皮毛纤维及化学挥发性物质等吸入；一些接触物如肥皂、毛料衣物等；日光、风、热、寒冷等物理刺激；神经功能障碍、内分泌失调、消化不良、肠道疾病、新陈代谢异常。经过仔细排查后，湿疹发生的大体原因和方向就能确定。除了必要的用药外，避免环境因素影响，避免摄入致敏的或不耐受的食物，基本就能明显缓解。

2. 如何护理湿疹宝宝

宝宝得了湿疹后，除了要在医生指导下使用药物治疗外，更需注意以下常用护理方法：

☆保持皮肤清洁干爽。给患儿洗澡的时候宜用温水和不含碱性的沐浴液，沐浴液必须冲净。洗完澡后，抹干宝宝身上的水分，再涂上非油性润肤膏，以免妨碍皮肤的正常呼吸。患儿的头发也要每天清洗，若已经患上脂溢性皮炎，应仔细清洗头部以除去疮痂。如果疮痂已变硬粘住头皮，则可先在患处涂上橄榄油，过一会儿再洗。

☆避免外界刺激。父母要留意患儿所处环境的温度及湿度变化，房间里要通气良好，适宜保持在22℃左右，不宜太干燥，也不宜太潮湿。平时注意不要给患儿穿着或包得太多、太厚，也不宜给患儿穿丝毛或化纤类内衣内裤。避免患儿的皮肤暴露在冷风或强烈日光下，以免加重湿疹。夏天，患儿运

动流汗后应仔细为他拭抹汗水，天冷干燥时应替他搽上防敏感的非油性润肤霜。

☆防止抓伤、感染。最好用清洁纱布把容易受到摩擦的皮疹部位包住，避免摩擦刺激。患儿的指甲一定要剪短，以免抓破皮肤引起感染。一定要注意与其他化脓性皮肤病的患者隔离，防止发生细菌交叉感染。

☆母亲和患儿都要注意饮食。进行母乳喂养的母亲一定要注意自己的饮食，必须忌食辛辣等刺激性食物，以免母乳具有刺激性，还要减少致敏食物的摄入，以免加重患儿的湿疹。饮鲜果汁，多吃新鲜水果蔬菜。

当发现某种食物明显诱发婴儿发生急性湿疹时，应该马上避免再喂食。比如，婴儿对鸡蛋清过敏，可以暂时只给他吃蛋黄，不吃蛋清，以后添加时也应该从少量蛋清开始喂食，然后再根据宝宝的反应一点点地增加。

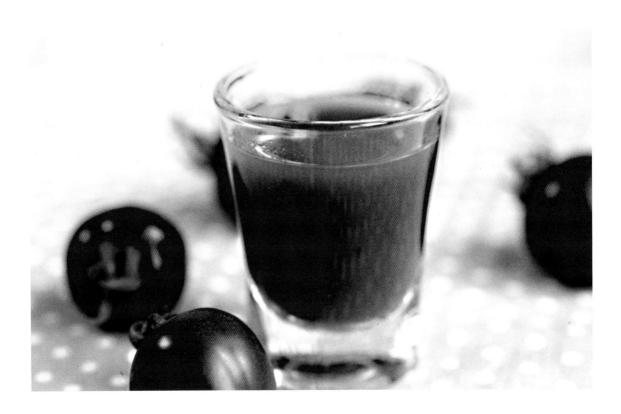

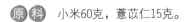 **推荐食疗方**

薏苡仁小·米粥

适合年龄：6个月以上。

（原）（料）　小米60克，薏苡仁15克。

（做）（法）

1. 将小米、薏苡仁淘洗干净，过夜浸泡。

2. 锅中加适量水，大火煮沸后放入小米和薏苡仁，开锅后换小火煮约60分钟，至薏苡仁变软为止。

3. 凉至室温后即可食用。

（功）（效）

　　谷物类较少造成过敏，而其中小米和薏苡仁一般情况下是不易致敏的食物，还能为宝宝提供营养能量来源。

注意薏苡仁要煮烂，避免呛咔。

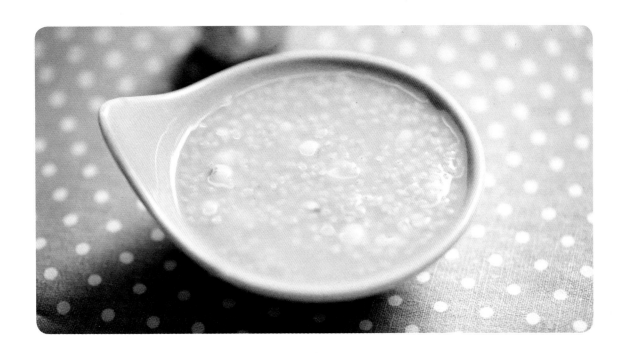

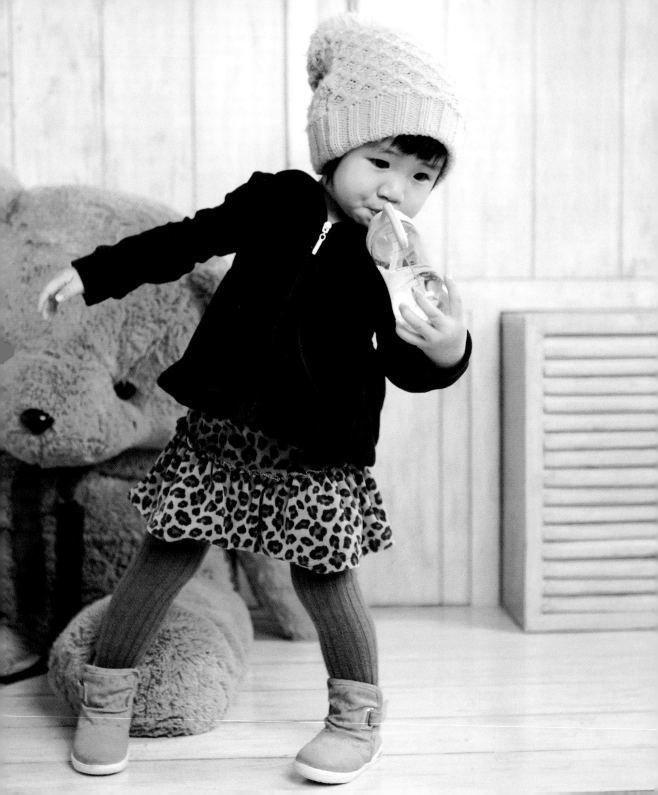

第二章
宝宝营养元素补充食谱

补钙 / 补铁 / 补锌 / 补充维生素D
/ 补充维生素A

 补钙

① 缺钙对宝宝的危害

婴幼儿时期是人体生长发育最迅速的时期，宝宝体内钙充足了，才能保证骨骼的健康生长。新生儿容易发生缺钙，尤其是早产儿。母乳喂养的宝宝，妈妈应该注意均衡饮食和补钙，哺乳期间每日应保证摄入1000毫克～1300毫克钙；人工喂养的宝宝，根据奶粉中钙含量不同，一般如果每日能喝500毫升～800毫升的配方奶粉，就能够满足宝宝对钙质的需求。

缺钙的宝宝常有以下几方面异常表现，家长要观察，判断自己宝宝是否缺钙。

☆烦躁不安。宝宝烦躁磨人，不听话，爱哭闹，对周围环境不感兴趣，不如以往活泼、脾气怪等。

☆睡眠不安。宝宝不易入睡，入睡后易惊醒、夜惊、夜啼、早醒，醒后哭闹难止。

☆出牙晚。正常的宝宝应该在4～8个月时开始出牙，而有的宝宝可能因为缺钙到1岁半时仍未出牙。

☆前囟门闭合晚。正常情况下，宝宝的前囟门应该在1岁半闭合，缺钙的宝宝则前囟门宽大，闭合延迟。

☆其他骨骼异常表现。如方颅、肋缘外翻、胸部肋骨上有像算盘珠子一样的隆起（医学上称"肋骨串珠"）、胸骨前凸或下缘内陷（医学上称"鸡胸"或"漏斗胸"）、"X"形腿或"0"形腿，可能与缺钙有关。

☆肌肉抽筋酸疼。宝宝肌肉抽搐，尤其在宝宝快速生长时期发生的肌肉抽搐，可能与缺钙有关。

另外，缺钙还容易导致宝宝免疫功能差，易受感染。

家长如果观察到宝宝在以上项目中占了2项以上，就要带宝宝去医院，由医生根据出现的症状、体征及血钙化验等判断宝宝是否缺钙，以便及时治疗。

② 宝宝补钙注意事项

家长在给宝宝补钙时，应注意以下几点：

☆补钙不是补得越多越好。根据《中国居民膳食营养素参考摄入量表》，宝宝每日钙的适宜摄入量为：0～6个月是300毫克，6～12个月是400毫克，1～3岁是600毫克。如果宝宝摄入钙过多，不仅会增加肾的代谢负担，也会影响其他微量营养素如铁、锌等的吸收。

☆补钙产品重金属含量要低。国际营养协会要求所有的GMP认证（Good Manufacturing Practice，世界上第一部药品从原料开始直到成品出厂的全过程的质量控制法规）生产厂家必须标注其生产的钙和鱼肝油产品中的重金属含量。如果钙剂（鱼肝油）生产厂家说自己的产品完全没有重金属，这是完全不可能的。即使是最高的提炼合成制剂技术也不可能做到完全没有重金属，厂家这样说不是技术检测不出来，就是根本没有考虑过这样的问题。

☆钙剂应随餐服用。家长不可给宝宝空腹服用钙剂，应在饭后、两餐之间或睡前服用，因为充分的食糜可干扰草酸，促进钙的吸收，另外夜间血钙浓度低，睡前服钙也有利于钙的吸收。

☆补钙的同时要补充维生素D，可以促进钙的吸收。

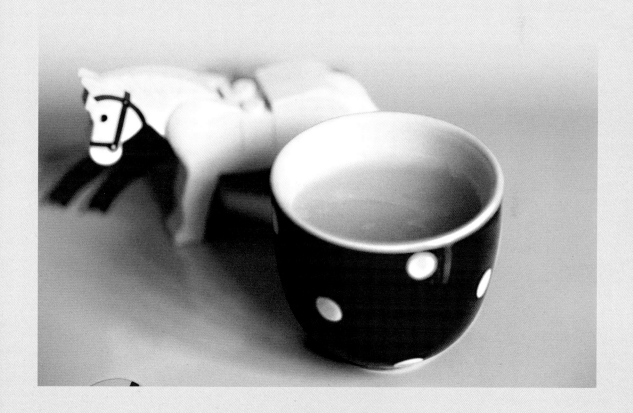

♥ 补钙推荐食谱

豆腐油菜碎

适合年龄：6个月以上。

 原料 豆腐50克，油菜1棵约20克。

做法

1. 将油菜择洗干净，剁碎，备用。
2. 将豆腐切成丁，备用。

3. 锅中加适量水，大火煮沸后，放入豆腐丁和油菜碎，煮熟。
4. 凉至室温后即可食用。

功效

豆腐富含植物蛋白，同时每100克豆腐含钙160毫克左右，甚至高于100克牛奶中钙的含量。

Tips

注意豆腐丁不要太大，以免引起宝宝误吸。小宝宝吃的话，可以用菠菜泥和豆腐泥制作。

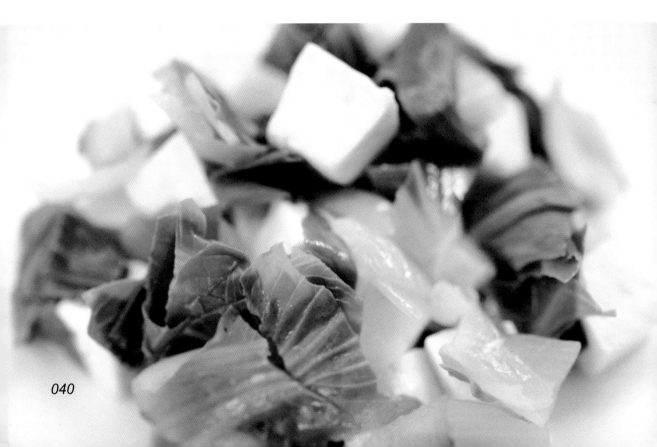

杏仁酸奶

适合年龄：12个月以上。

 原 料 酸奶100克，熟杏仁5克。

做 法

1. 将熟杏仁洗干净，碾碎成粉，备用。
2. 将自制酸奶或普通酸奶放置室温。
3. 将杏仁粉加入酸奶中，搅拌均匀即可食用。

功 效

一般宝宝7~8个月就可以喝普通酸奶，不加杏仁。100毫升酸奶中含钙160毫克左右，钙密度很高。5克杏仁中也含有13毫克钙，同样是很好的钙源。

Tips

杏仁不要过早添加，有过敏体质的宝宝可以1岁半以上再加杏仁。

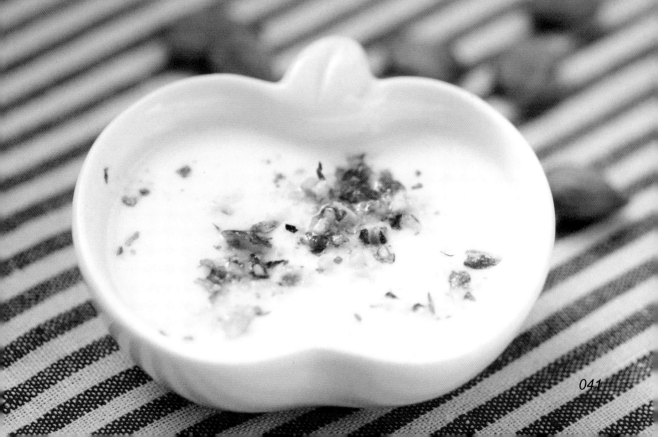

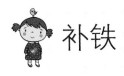# 补铁

1. 缺铁对宝宝的危害

铁元素是人体血红蛋白和肌红蛋白的重要原料。铁摄入不足，就会发生缺铁性贫血而影响氧气的输送，让宝宝面色苍白，出现脱发、乏力等症状，影响宝宝的生长发育。

母亲在怀孕时将自己体内的铁通过胎盘给了胎儿，足月生产的婴儿在出生时身体里有较多的铁，出生后通过母乳喂养，可以满足4～6个月内身体快速生长发育的需要。6个月以后，婴儿从母亲那里得来的铁和母乳所含的铁已不能够满足婴儿的需要，此时就必须从食物中吸收铁，但这个时期的婴儿饮食仍以奶类为主，添加其他含铁的辅食是为婴儿提供铁的最好方法。

6个月以上的婴儿如不能及时地、循序渐进地添加辅食，很容易导致缺铁。另外，早产儿或低出生体重儿（出生时体重低于正常标准）出生时身体里的铁相对较少，很多婴儿都患有不同程度的缺铁性贫血。哺乳期母亲偏食、饮食习惯不良或饮食含铁量太少，也是造成母乳喂养的婴儿缺铁的主要原因。

大多数缺铁的宝宝发病缓慢，易被家长忽视，等到医院就诊时多数患儿已发展为中度缺铁性贫血。有的患儿可出现没精神、对周围环境不感兴趣，有的患儿可有体重不增、皮肤变得苍白等表现。如果发现宝宝出现了以上异常的精神或行为表现，要带宝宝到医院去做一下全血（包括红细胞和血红蛋白等）的检查，看看各项指标是否正常，以明确是否存在缺铁性贫血。

2. 宝宝补铁注意事项

☆注意铁的吸收率。轻度贫血以食补为主，但给宝宝补铁只是看食物中的铁含量还不够，如果在肠道吸收率低，即使铁含量很高，补铁效果也不会太好。食物中的铁分为血红素铁和非血红素铁两种。动物的肝脏和血液、瘦牛羊肉、瘦猪肉、鸡鸭肉、海产和蛋黄中的铁都是血红素铁，宝宝吃了很容易吸收，补铁效果很好；而菠菜等蔬菜和奶类中的铁则属于非血红素铁，虽然蔬菜中的铁含量不算低，但宝宝吃了能吸收的却比较少，补铁效果不太好。如果和含维生素C的食物一起食用，可以增加这些非血红素铁的吸收。因此，补铁最好选择宝宝肠道容易吸收的食物。另外，蛋白质是构成红细胞的主要原料，因此，补铁也要补蛋白质，除给宝宝吃含铁丰富的食物之外，还可吃一些大豆、豌豆等含蛋白质丰富的食物。

☆铁剂补充要避免胃肠道反应。患缺铁性贫血的宝宝口服铁剂时常可引起胃肠道反应，所以要先从小量开始，在饭后服用，以减少刺激。铁剂不能和钙片、牛奶等同时服，以免影响吸收。在用铁剂治疗时要加服维生素C（两种药须分开服）、胃蛋白酶等，这样可使铁维持在二价状态，有利于吸收。如果哺乳母亲患有缺铁性贫血要及时治疗，以免加重宝宝的病情。

☆及时纠正原发病。腹泻或呼吸道感染都会导致宝宝食欲不佳，影响胃肠对铁的吸收，造成体内缺铁，一定要及时纠正。贫血的宝宝身体抵抗力低下，要避免其接触传染病和急性感染性疾病患者。母亲患感冒后，除及时治疗外要注意戴口罩，以免传染给宝宝。

☆铁剂并非摄入越多越好。虽然铁对宝宝的生长发育非常重要，但并不是摄入得越多越好。6岁以下的儿童每日需要铁的量为10毫克，如果口服铁补充剂过量，就会造成严重的中毒反应，包括严重的呕吐、腹泻、腹痛等。

♥ 补铁推荐食谱

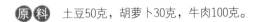
土豆萝卜块炖牛肉泥

适合年龄：8个月以上。

（原料）　土豆50克，胡萝卜30克，牛肉100克。

（做法）

1. 土豆、胡萝卜、牛肉洗净，切小块。

2. 锅中加适量水，大火煮沸后放入牛肉块焯熟。

3. 另起锅，放入水，炖牛肉块约1小时后加入土豆块、胡萝卜块，继续炖30分钟。

4. 出锅凉温后将食物切细至泥糊状即可食用。

（功效）

　　牛肉是最好的铁的食物来源之一，8个月以上的宝宝就可以添加牛肉泥。但是记得一定要炖烂切细，一次摄入量不宜过多，否则易造成消化不良。

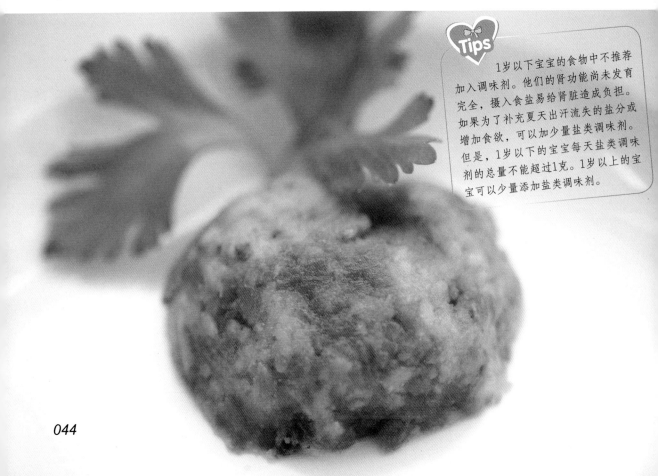

Tips

　　1岁以下宝宝的食物中不推荐加入调味剂。他们的肾功能尚未发育完全，摄入食盐易给肾脏造成负担。如果为了补充夏天出汗流失的盐分或增加食欲，可以加少量盐类调味剂。但是，1岁以下的宝宝每天盐类调味剂的总量不能超过1克。1岁以上的宝宝可以少量添加盐类调味剂。

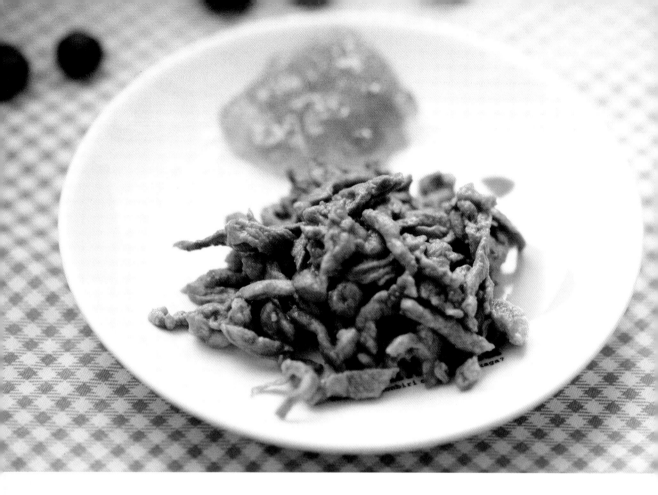

橙香猪肉丝

适合年龄：12个月以上。

 原料　猪肉50克，橙汁酱、植物油、盐各适量。

做法

1. 将猪肉洗净，切丝，放少量盐腌渍20分钟。

2. 锅中加适量油，放入猪肉丝，炒熟。

3. 宝宝可以直接用猪肉丝蘸橙汁酱，或把橙汁酱淋在猪肉丝上一起食用。

 功效

　　每100克猪肉含铁1.5毫克，也是优质的铁来源。让宝宝自己蘸酱吃，可以培养他们对食物的兴趣。

补锌

1. 缺锌对宝宝的危害

锌是参与体内新陈代谢众多酶的重要成分，婴幼儿身体生长发育非常迅速，对锌的需求量相对较多，一旦缺乏会影响身体的很多生理功能。但婴幼儿能吃的食物较为单调，加之易形成偏食、挑食的不良习惯，体内容易缺锌，特别是早产儿及佝偻病患儿。

宝宝缺锌最显著的表现是身高增长缓慢，食欲降低，平时易患各种感染性疾病，如呼吸道感染、口腔溃疡，并不易愈合。严重缺锌还可造成心脏、肝脏损伤，性发育也会受到明显影响。很多人认为枕秃是缺钙造成的，其实头发的问题和锌、铁、必需脂肪酸等的关系更为密切。宝宝因汗多而头痒，躺着时喜欢磨头止痒，时间久了后脑勺处的头发被磨光了，就形成枕秃圈（医学上称"环形脱发"）。但不能说有枕秃的宝宝都缺矿物质，有些宝宝在夏季出汗或父母为宝宝着装过多时，容易出汗，出汗过多会引起皮肤发痒。还有些宝宝头面部有湿疹，也会引起皮肤发痒。这些原因均可使宝宝在枕头上蹭头，出现枕秃。

2. 宝宝补锌注意事项

☆ 先从饮食纠正。母乳中锌的吸收率可达62%，初乳的含锌量更高，平均浓度为血清锌的4～7倍，因此，推荐母亲至少应该哺乳6个月。人工喂养的婴儿应从4～6个月期间开始添加辅食，逐渐添加含锌量高、容易吸收的辅食，如加强米粉、牛肉猪肉糜、豆类、鱼等。

人体不能很好地储存锌，所以每天都要从食物中摄入一点儿。食物中牡蛎含锌量最高，每100克食物中含锌将近80毫克；其次是牛羊肉、蟹、腰果、芝麻，每100克含锌10毫克左右；杏仁、豆类、燕麦、胡萝卜、土豆每100克含锌1毫克～6毫克。这些食物含锌量较高，可以作为补锌食用。

据测定，动物性食物中锌的生物利用率高于植物性食物，且动物蛋白质分解后所产生的氨基酸能促进锌的吸收，锌的吸收率一般在40%～50%；而植物性食物所含的植酸盐和纤维素可与锌结合成不溶于水的化合物，从而妨碍人体对锌的吸收，吸收率仅15%～20%。在植物性食物中，海带和紫菜锌含量最多，豆类和花生米等坚果也有一定的含量，水果含量较少，但因为有机酸的配合，吸收率相对会提高。所以，可以让孩子多吃全谷类、坚果、肉类、水果和海味等食物。

锌的吸收较大程度依赖于蛋白质、有机酸的存在，为了防止锌的缺乏，应鼓励宝宝多吃瘦肉、猪肝、鱼类和蛋黄等动物性食物，养成良好的饮食习惯，不偏食、不挑食。

☆添加锌剂要慎重。很多父母都在说给宝宝补锌，却往往忽视了一个重要的问题：锌并不是补得越多越好，锌摄入过量对宝宝的身体健康危害很大，而且锌的有效剂量与中毒剂量相差甚小，使用不当很容易导致过量，使体内微量元素平衡失调，甚至出现加重缺铁、缺铜、继发贫血等一系列病症。所以，当宝宝出现缺铁、贫血、缺铜的时候，一定要先看是不是锌摄入过量引起的，不要一味地补血补铁，导致整个饮食结构方向出现偏差。父母只要注意给宝宝适当吃鱼、瘦肉、鸡蛋、豆制品、蔬菜等，养成好的饮食习惯，不挑食、不偏食，一般不会缺锌。如出现问题，最好在专业营养医师的建议下给宝宝添加锌剂。

补充锌剂期间食物要精细，韭菜、竹笋、燕麦等粗纤维食物有碍锌在肠道吸收，同时注意补充蛋白质和有机酸（如柠檬酸），可促进锌的吸收和利用。

☆有些宝宝需要重点补锌。大量流汗的宝宝会随着体液流失大量的锌，所以爱出汗的宝宝应注意补锌。也正因为此，夏天，无论宝宝缺不缺锌都应该补。感冒、发热、呕吐、腹泻、服药等有可能损伤宝宝的肠功能，也要重点补锌。有瘀伤、烫伤、割伤、摔伤的情况下，锌有助于伤口快速恢复。

☆如果怀疑宝宝缺锌，可以去医院检查血锌或发锌。补锌量按1～6个月每日补充元素锌1毫克～1.5毫克/千克体重计算。葡萄糖酸锌颗粒冲剂适合于婴幼儿，一个疗程为1～3个月，具体用量应在医生指导下服用；与此同时，还要积极查明病因，改进喂养方法，注意膳食平衡。一旦症状改善，就应调整服锌剂量或停药，切不可把含锌药物当成补品给宝宝吃，也不可把强化锌食品长期给宝宝食用，以防锌中毒。

♥ 补锌推荐食谱

鹰嘴豆炖鸡

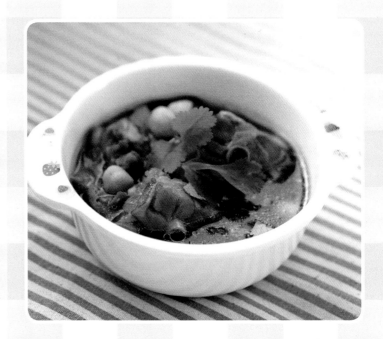

适合年龄：8个月以上。

（原）（料）　土鸡1只约500克，鹰嘴豆50
克，生姜3片。

（做）（法）

1. 将鸡处理干净后洗净，切块。
2. 将鸡块冷水下锅，焯熟后捞起。
3. 鹰嘴豆泡1小时后洗净，备用。
4. 在汤锅中加入清水，开锅后放入鸡块和姜片，炖2小时。
5. 放入鹰嘴豆煮半小时至软烂。
6. 捞出鹰嘴豆碾碎，鸡肉捞出剁成泥，拌匀即可食用。

（功）（效）

　　动物性食物来源中每100克鸡肉含锌0.9毫克，
是优质的锌来源。植物性食物来源中鹰嘴豆每100克
含锌1.5毫克。两者搭配，可增强锌的吸收效果。

Tips

　　给1岁以内的小宝宝制作时不加调味料，鹰
嘴豆需要碾碎成泥后食用。

蟹肉玉米羹

适合年龄：2岁以上。

原料 蟹肉50克，玉米粒50克，生姜3片，植物油、水淀粉各适量。

做法

1 生姜切丝，备用。
2 热锅中放少量油，将姜丝煸炒出香味。
3 放入清水和玉米粒煮沸，继续煮25分钟，直至玉米粒煮烂。
4 放入蟹肉煮熟。
5 再倒入少量水淀粉，煮开后即可食用。

功效

动物性食物来源中每100克蟹肉含锌7.6毫克，是优质的锌来源。玉米中的有机酸可以促进锌的吸收，但是注意玉米要煮烂，以免宝宝发生误吸。

Tips

有过敏史的宝宝可以晚些添加贝壳类海鲜。

补充维生素D

1. 维生素D缺乏的危害

宝宝体内维生素D缺乏能导致佝偻病，这是小儿常见病，会引起全身性钙、磷代谢异常，骨骼发生病变，还可以导致宝宝抵抗力低下，容易并发肺炎、腹泻等严重疾病。维生素D缺乏与钙缺乏关系密切，佝偻病的患儿血钙和血磷减少，尤以血磷明显。发病的早期，宝宝易激怒、烦躁、夜惊、多汗，骨骼改变以颅骨软化出现最早，按之似乒乓球感，见于3个月后，7～8个月时可见方颅、肋骨串珠、鸡胸、下肢"O"形腿等，其他方面的症状有肌肉松弛、肌张力低下、腹部膨隆等。

佝偻病有活动期和静止期，活动期需用足量的维生素D治疗，而静止期只需用一般量。活动期主要见于2岁以内未经积极治疗的宝宝，2岁以后已属静止期，即使有骨骼方面的改变，也系后遗症表现，无须再用维生素D治疗。判定佝偻病的活动期和静止期，除上述年龄范围外，还可以取血测定血钙、血磷和碱性磷酸酶，特别是血磷减低、碱性磷酸酶增高，是活动性的重要依据，也可以拍X线骨骼摄片作出鉴别。

2. 补充维生素D预防佝偻病

预防佝偻病要让宝宝多接触阳光或使用补充剂。

☆皮肤能在阳光紫外线的作用下合成维生素D，因此应让宝宝接受阳光。隔着玻璃窗照射阳光起不了作用，因为紫外线透不过玻璃，最好的方法是，天气好的时候要带宝宝多到户外活动。接受阳光不足的孩子必须适当补充维生素D。新生儿容易维生素D缺乏，尤其是母亲维生素D不足或冬季出生的宝宝，可以从出生后开始服用浓缩鱼肝油，每日400国际单位，可同时给以适量钙剂，但应注意钙剂服用过多可引起食欲缺乏和影响肠道对其他营养物质的吸收。

☆根据佝偻病的程度，可肌肉注射维生素D_3或维生素D_2，或口服浓缩鱼肝油，但要在医生指导下进行治疗，不要用药过量，以免造成维生素D中毒。

☆避免患儿过早站立或走路，以防肢体畸形发展。轻度佝偻病及佝偻病静止期时，活动不受限制。

☆因患儿出汗多，出汗后要及时擦干，以免受风着凉，同时要注意皮肤清洁卫生，定期给宝宝洗澡。

♥ 补充维生素D推荐食谱

橙汁三文鱼

适合年龄：9个月以上。

 原料 三文鱼100克，橙子50克，鲜榨橙汁50毫升。

做法

1. 三文鱼切小块，备用。

2. 用烤箱将三文鱼块烤熟。

3. 取出烤熟的三文鱼块，放入橙子肉和橙汁，搅拌均匀即可食用。

功效

除了晒太阳外，也可以从很多食物中摄取维生素D。三文鱼作为超级食物，不仅补充维生素D，还同时补充优质蛋白质、单不饱和脂肪酸等营养物质。

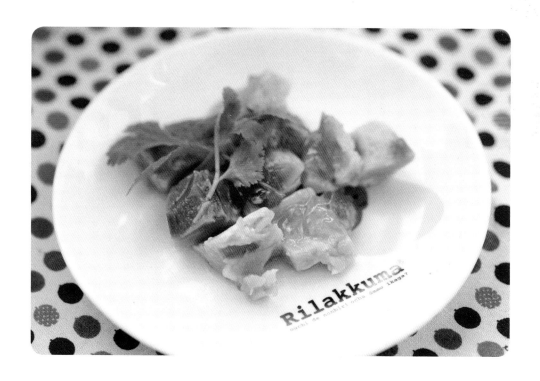

饼干夹奶酪

适合年龄：1岁以上。

 原料 婴儿饼干100克，奶酪20克。

 功效

　　奶酪可以补充维生素D，但是要注意1岁以后才可以加软质干酪。

 Tips

　　有牛奶蛋白过敏史的宝宝暂时不应添加奶酪，或晚些添加奶酪。

做法

1. 将奶酪在常温下软化。
2. 将奶酪夹在两块饼干中间做成夹心饼干，即可食用。

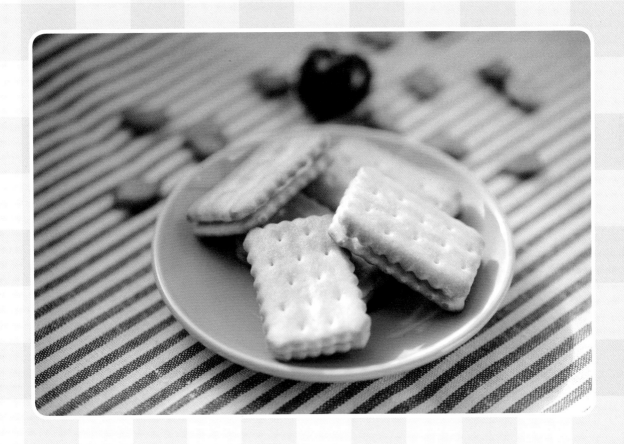

补充维生素 A

① 维生素A缺乏的危害

维生素A是一组脂溶性类维生素A的总称。人体缺乏维生素A会引起皮肤和眼部疾病，婴幼儿发病率比较高。

开始患病时，宝宝的皮肤逐渐变得干燥，鳞屑增多，然后出现毛囊角质化，如针尖大小，不红不痒，常分布于四肢的伸侧、肩部、腹部、臀部、颈部和后背等处，用手触之如棘刺。头发比较干燥，没有光泽，有的还出现脱发。指甲失去正常的光泽，全身出汗较少。有的患儿在天黑时眼睛看不清东西，出现夜盲症。有的眼泪渐渐减少，出现干眼症，白眼球上有肥皂沫样的银白色小粒，叫"结膜干燥斑"，严重时角膜软化、穿孔，最后失明。

② 如何补充维生素A

☆治疗方面，常用的药是口服鱼肝油或肌肉注射维生素A、维生素D。这些药物均不能超量使用，应在医生指导下服用，否则会发生急性中毒或慢性中毒。

☆在应用维生素A类药物治疗期间父母要注意观察，如果患儿出现不爱吃饭、哭闹烦躁、前囟隆起等现象，可能是维生素A中毒，要及时停药，请医生检查。

☆在食物补充方面，要注意多吃富含维生素A的食物，如鸡肝、羊肝、牛肝、猪肝、蛋黄、牛奶、鱼油、胡萝卜、菠菜、韭菜、荠菜、番茄、雪里蕻、莴笋叶及水果等，还可以多给患儿吃南瓜、哈密瓜和杏干，这些食物含有较多的 β-胡萝卜素。

☆做好眼部护理，可滴用氯霉素眼药水，每日2～4次；或用鱼肝油滴眼，每日2～3次。如果患儿发生了角膜溃疡要及时请医生诊治，防止病情进一步发展而导致失明。

♥ 补充维生素A推荐食谱

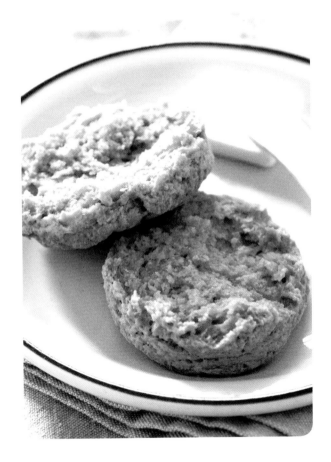

红薯饼

适合年龄：6个月以上。

原料 红薯100克，面粉20克。

做法

1. 将红薯蒸熟后去皮，压成泥。
2. 在红薯泥中一点一点地加入面粉，揉成面团。
3. 将面团按成小饼。
4. 预热烤箱到175℃，在该温度下烘焙20分钟，凉至室温后即可食用。

功效

红薯是含β-胡萝卜素最丰富的食物之一，100克红薯中含6000国际单位的β-胡萝卜素（β-胡萝卜素进入机体后有50%会变成维生素A）。

蛋黄南瓜浓汤

适合年龄：8个月以上。

原料 南瓜100克，煮熟的蛋黄1个约30克。

做法

1. 将南瓜蒸熟后去皮，压成泥。

2. 另一个碗中放适量开水，放入煮熟的蛋黄，压碎。

3. 再放入南瓜泥，搅拌均匀。

4. 放入蒸锅中蒸30分钟即可食用。

功效

蛋黄与南瓜都富含维生素A，强强联一定程度上缓解宝宝皮肤和眼睛干燥的问题。

哈密瓜土豆泥

适合年龄：8个月以上。

原料 哈密瓜50克，土豆100克。

做法

1. 将土豆煮熟后去皮，压成泥。

2. 将哈密瓜切成小丁，加入土豆泥中，拌匀后即可食用。

材料

哈密瓜是维生素A含量最高的水果之一，而且有除烦止渴的功效，夏季食用不易上火。

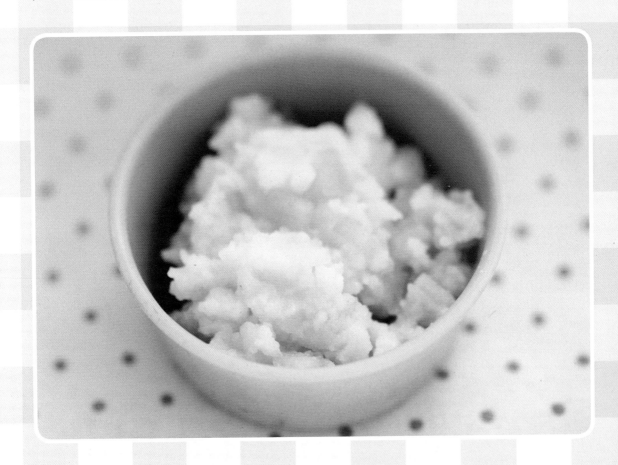

第三章
父母最关心的宝宝喂养问题

宝宝厌奶怎么办 / 吃什么能益智健脑 /
预防接种时怎么吃 / 肥胖宝宝怎么吃 /
吃什么能增强抵抗力

宝宝厌奶怎么办

1. 宝宝为什么会厌奶

　　3~4个月的宝宝常会突然间不爱吃奶了，持续的时间一般在半个月到1个月。这种现象就是"厌奶"。导致宝宝厌奶的原因有多种，要区别对待。宝宝生病、使用抗生素、内热或者是气候（夏季湿热、秋冬上火等）都会导致厌奶。这种情况称为"病理性厌奶"，要及时治疗疾病，病好了，宝宝的饮食也就恢复正常了。

　　宝宝还可出现"生理性厌奶"。出现这种情况的宝宝肠胃正在适应新的营养需求，处于吸收转型期，无须治疗。宝宝3个月前主要以消化吸收奶里的脂肪为主，身高、体重增长很快。3个月以后，宝宝的身体自动调整，增加吸收奶里的蛋白质和矿物质的比例，这个时候就可以开始添加铁、锌和维生素丰富的食物了。这样的转型时间段分别是3~4个月、6个月、12个月，随着时间和吸收营养素比例的逐渐改变，宝宝会进入幼儿体形阶段，这个时候就会显得比婴儿阶段瘦一些，这属于自然规律，很正常，父母不要过分担心。吸收转型期对宝宝小小的胃肠和肝肾都是一种挑战，最好让宝宝自己适应，这样激发出来的免疫力非常强。

　　宝宝出现生理性厌奶是身体开始自我调整的表现。所以，妈妈要深呼吸，调整好心情，你的温柔和耐心是对宝宝最大的鼓励和支持。

2. 按摩能缓解宝宝厌奶

　　母亲可以适当给宝宝按摩腹部和捏脊，帮助宝宝快速恢复。宝宝俯卧位，母亲用两手拇指指腹与食指、中指、无名指指腹相对用力轻轻捏起宝宝背部脊柱两侧的皮肤，从龟尾穴（尾骨）开始，随捏随提，沿脊柱向上推移，至大椎穴止；也可以采用手握空拳状，食指屈曲，以拇指指腹与食指中节桡侧面相对用力，将皮肤轻轻捏起。双手交替捻动，从龟尾穴开始沿脊柱向上至大椎穴止。捏积最好在上午做，因为上午阳气生发，效果更好。每天3次，每次捏拿10遍，连续6天是1个疗程。一般情况下，做到三四天时，厌食的宝宝就会有饥饿感了。

　　刚开始按摩时宝宝可能会不习惯，妈妈不要着急，不妨尝试下在宝宝睡觉前先搓热双手，上下抚摩宝宝后背，等宝宝不排斥的时候再一点一点地捏。注意捏脊时的力度，不要把宝宝捏疼了，宝宝的自我保护意识很强，捏疼一次，下次排斥的概率就很大。

③ 如何应对宝宝厌奶

如果是疾病原因导致的宝宝厌奶，要及时到医院就诊，积极治疗原发病。排除疾病原因后，对于宝宝的生理性厌奶，以下为父母介绍几个应对的小妙招。

☆不要随意更换配方奶粉。宝宝已经习惯了所喝的奶粉口味，如果换了新品种，可能会引起宝宝的反感而不愿吃了。

☆如果宝宝不愿吃奶，不要在宝宝还没有恢复食欲就强行喂奶，否则会使宝宝产生抵触心理，加剧厌食感。

☆宝宝不愿吃奶时，可以在辅食的种类和颜色上下功夫，提高宝宝对食物的兴趣和接受程度。

☆要给宝宝一个安静的进食环境，减少外界的吸引或刺激。

☆要注意观察宝宝的生长曲线，看看宝宝是不是有一段时间长得特别快。如果是这样，那就是在那段时间内过量地吃母乳或喝配方奶，婴儿的内脏非常累，厌奶是在告诉母亲"奶太多了"，可以适当喂点儿果汁或水，千万不能急，宝宝只要生长得好就应该没有多大问题。

 # 吃什么能益智健脑

① 宝宝大脑发育的关键期

胎儿在28周左右的时候，大脑的神经细胞就完全形成。宝宝出生时大脑的神经细胞数已和成人相同，约140亿个，之后会继续增大、分化。宝宝3岁时大脑的功能发育才趋向成熟。

新生儿出生时就有一定的先天性反射，如觅食、吮吸、拥抱、握持等，从而能更好、更快地熟悉并适应环境。0～3岁是宝宝最佳的人生开端，在这一关键时期，宝宝的感知觉发育、运动发育、语言发育、思维发育、个性以及情绪等会逐渐成熟。家长要给予宝宝多方面的照护，包括饮食营养，可以适当吃一些健脑的食物，有利于宝宝大脑更好地发育。

② 健脑食物有哪些

要想让宝宝更聪明，不妨让他多吃下面的食物：

☆牛奶及乳制品。牛奶及乳制品中含有优质蛋白质，提供人体所需要的全部必需氨基酸。此外，牛奶及乳制品还含有钙、维生素和矿物质，如维生素A、B族维生素、维生素C，以及铁、锌、硒等，有利于宝宝正常生理功能的完善和生长发育。

☆蛋类。蛋类同样含有丰富的优质蛋白质，另外其所含的胆碱有促进记忆力发育的作用。

☆鱼肉。鱼肉含有丰富的优质蛋白质及对神经系统具有强大保护作用的欧米伽-3脂肪酸，主要包括EPA和DHA，能提高脑细胞的活性和增强记忆力与理解能力。

☆牛肉。牛肉尤其是瘦牛肉中富含铁及锌等儿童所需的矿物质，有利于提高宝宝的记忆力。

☆鸡肉、鸭肉。鸡肉具有温中益气、补精健脑的作用。鸭肉具有滋阴养胃、利水消肿、补虚益脑的作用。

☆燕麦。燕麦富含丰富的维生素、膳食纤维及钾、铁、锌等，宝宝正餐中加入适量燕麦，可以为一天提供足够的能量。

☆豆类。豆类含有丰富的蛋白质、脂肪、碳水化合物和维生素A、B族维生素等，尤其是蛋白质和必需氨基酸的含量高，以谷氨酸的含量最为丰富，适当摄入有益于大脑的发育。

♥ 推荐健脑食疗方

鲳鱼番茄面

适合年龄：8个月以上。

 原料　番茄100克，鲳鱼30克，面条50克。

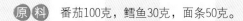 **做法**

1. 将鲳鱼蒸熟或煮熟，碾碎。
2. 将番茄切碎，备用。

3. 将面条煮熟后，加入番茄碎略煮片刻。
4. 拌入鲳鱼碎后即可食用。

 功效

　　每100克鲳鱼中含有欧米伽-3脂肪酸230毫克左右。其他丰富的欧米伽-3脂肪酸来源食物还有三文鱼、吞拿鱼等。

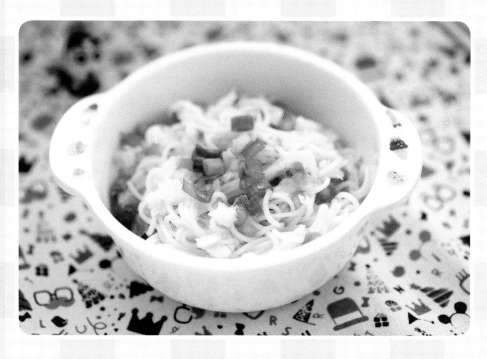

蓝莓燕麦粥

适合年龄：8个月以上。

 原料 蓝莓50克，燕麦粉20克，奶粉200毫升。

做法

1. 将蓝莓洗净，切小，备用。

2. 将燕麦粉加入冲调好的配方奶中，搅拌均匀，放入微波炉中加热2分钟。

3. 放入切好的蓝莓丁，拌匀后即可食用。

功效

　　蓝莓有强大的抗氧化作用，其所含的花青素可以提高记忆力和大脑功能。

Tips

　　微波炉容易造成加热不均匀，给宝宝食用前一定要搅匀，品尝温度。

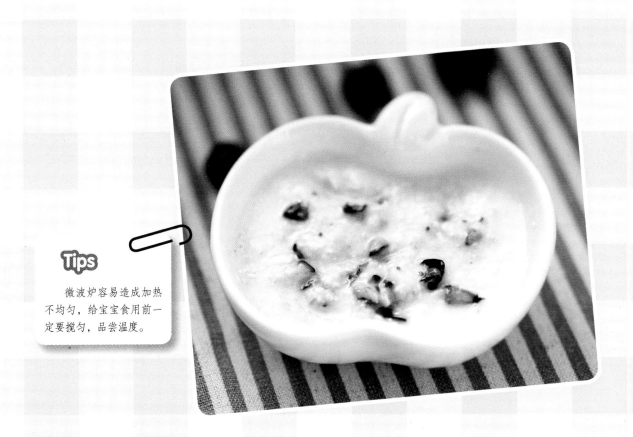

预防接种时怎么吃

1. 宝宝预防接种前要注意什么

预防接种，就是俗称的打疫苗，是宝宝预防疾病和根除疾病的重要手段。在给宝宝预防接种前，要注意以下几点。

☆建立儿童预防接种卡。预防接种的各种疫苗都有不同的规定，有了预防接种卡，每次接种后都有明确的记录，可以防止漏种和重复接种，也便于计算接种间隔。此外，儿童患病时预防接种证还可供医生参考，有利于对疾病的正确诊治。

☆预防接种前最好测一测体温。宝宝体温正常才能进行疫苗接种，而且正常预防接种后部分宝宝可有轻度发热，但这种发热与疾病引起的发热处理方法不同。如果预防接种前不给宝宝测量体温，预防接种后出现发热就不易查找原因。因为宝宝不会用语言表达感受，有低热时仍可照常玩耍，若不测体温，发热容易被父母忽视。

☆注意皮肤清洁。保持皮肤清洁可减少预防接种后的细菌感染机会。预防接种后，一般24小时内不再清洗局部皮肤，因此最好在预防接种前洗澡、换内衣。

☆保持良好的精神状态。宝宝在空腹、饥饿和过度疲劳时不宜接受预防接种，应该在进食休息后再接种，这样可减少晕针和低血糖反应。

☆不要同时使用抗生素。目前使用的预防接种疫苗一般都是减毒活疫苗和细菌病毒的灭活死疫苗，从理论上讲，抗生素对病毒性疫苗或细菌死疫苗都影响不大，也就是说可以同时使用抗生素。因为一般的病毒疫苗特别是一些半抗原疫苗对抗生素是没有反应的。但从另一角度看，疫苗作为外来的抗原，接种后机体要产生相应的免疫反应才能达到预防疾病的目的。而抗生素是杀菌剂，对机体的免疫反应有一定的影响。因此，在预防接种期间应尽量避免使用抗生素，特别是接种活疫苗时。如果在预防接种期间患有必须使用抗生素的疾病时，最好在停服抗生素后1~2周再进行预防接种。

一类疫苗的介绍见第64页表格。

2. 哪些情况的宝宝不宜接种疫苗

☆过敏体质的宝宝，如患荨麻疹、支气管哮喘，有严重的药物过敏史等，接种疫苗后有可能发生严重过敏反应。

☆有免疫缺陷的宝宝，如患先天性免疫缺陷病，接种疫苗后会导致严重后果。

☆当宝宝与患某种传染病的患儿有过密切接触

后，正处于该种传染病的潜伏期内，暂不宜接种疫苗，待潜伏期过后，可以进行补种疫苗。

☆患有各种急性病的宝宝，如流行性感冒、急性肠炎、小儿肠炎等，接种疫苗可能使原来的疾病加重，还可能使疫苗反应加重，故应暂时停止接种。预防接种必须在宝宝身体好的时候进行，或待宝宝病愈后，再进行补种。

☆患有结核病、心脏病、肾病等慢性疾病的宝宝，在没有完全恢复健康前，也暂时不做预防接种；遇有低热或者高热者，应先查明原因，积极治疗，烧退后再补种。

☆正在接受免疫抑制剂（如激素）治疗，或需要放疗治疗的宝宝，不能接种疫苗，因为这时宝宝的免疫功能低下，不适宜接种。

3. 宝宝预防接种期间忌吃什么食物

☆生冷、油腻食物。

☆易过敏食物，如鱼、虾、螃蟹、豆类等，一些异体蛋白容易成为过敏原，使机体发生过敏反应。

☆辛辣刺激性食物，如辣椒、姜和蒜等香辛料，会引起刺激或上火现象。

一类疫苗介绍

疫苗名称	可预防的疾病
乙肝疫苗	乙型肝炎
卡介苗	结核病
脊灰疫苗	脊髓灰质炎（小儿麻痹症）
百白破三联疫苗	百日咳、白喉、破伤风
白破疫苗	白喉、破伤风
麻风二联疫苗	麻疹、风疹
麻腮风三联疫苗	麻疹、风疹、腮腺炎
乙脑疫苗	流行性乙型脑炎
A群流脑疫苗	脑膜炎球菌A群引起的疾病
A＋C流脑疫苗	脑膜炎球菌A群或C群引起的疾病
甲肝疫苗	甲型肝炎

推荐食疗方

红彩椒拌豆饭

适合年龄：8个月以上。

原料 红彩椒50克，豌豆30克，熟米饭50克，植物油适量。

做法

1. 红彩椒洗净，切丁。
2. 将锅烧热，放入少量油，将红彩椒丁与豌豆一起翻炒。
3. 炒熟后，与熟米饭搅拌均匀，即可食用。

功效

宝宝接种期间要增强免疫力，以减少接种的副作用。大量维生素C的摄入，可以帮助机体增强活力，快速修复。

Tips

小宝宝吃豌豆要碾碎，注意不要呛咔。

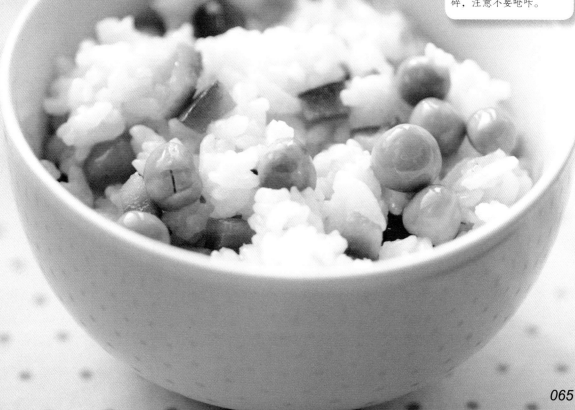

肥胖宝宝怎么吃

1. 应在婴儿早期预防肥胖

随着健康知识的普及，人们对肥胖所产生的副作用了解得越来越多，如高血压、糖尿病、冠心病、动脉粥样硬化、肝脏疾病及其他代谢性疾病都与肥胖有着密切的关系。脂肪组织增长的第一活跃期为宝宝出生至出生后18个月，在此期间，如不注意饮食结构，过量喂养，过早喂以高糖食物如健儿粉、蛋糕、糖果等，容易引起宝宝肥胖。而且一旦宝宝脂肪细胞已经增多，再想减少就非常困难了，因此，应在幼儿时期就开始培养良好的饮食习惯。

2. 宝宝预防肥胖怎么吃

我们提倡母乳喂养，按婴儿实际需要进行适度喂养。在婴儿出生头4个月内纯母乳喂养或人工喂养，避免喂淀粉类食物。如果4个月婴儿体重已超标很多，应该注意避免继续让婴儿摄入过量的热卡。有些父母为片面追求高营养，过量哺喂牛奶、高脂类及高糖类食物，一味地认为宝宝胖就是健康，这是错误认识。在婴儿4～6个月以后可适当地增加米粉（或荞麦粉）、蔬菜、水果等。如果已经超重很多，可适量减少高脂、高糖类食物的摄入，调整饮食结构。

♥ 推荐食疗方

海带瘦肉粥

适合年龄：1岁以上。

 海带20克，瘦肉40克，小米50克，姜2克。

1. 瘦肉洗净切丝，姜切丝，备用。
2. 海带洗净，泡30分钟后切碎。

3. 锅中加适量水，大火煮沸后放入小米，开锅后换小火煮约20分钟。
4. 加入海带碎和姜丝，搅拌均匀，转中火煮5分钟。
5. 再放入肉丝，煮到肉丝变色，即可食用。

功效

　　海带富含可溶性膳食纤维，增强饱腹感，并能清热化痰，有助于消除内热和体内垃圾。

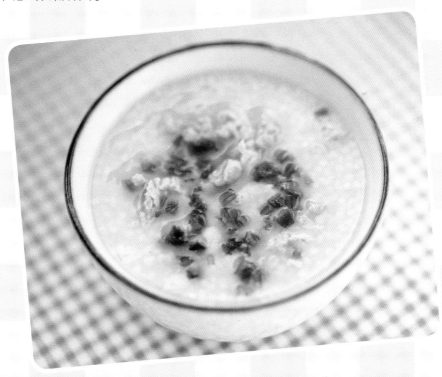

紫甘蓝炒鸡蛋

适合年龄：12个月以上。

 紫甘蓝150克，鸡蛋1个约60克，植物油、盐各适量。

1. 紫甘蓝洗净，切碎。
2. 锅烧热后放少量油，淋入打散的鸡蛋。
3. 加入紫甘蓝碎一起翻炒，放适量盐，即可食用。

功效

紫甘蓝中各种维生素、膳食纤维都有很高的含量，并且还是花青素的重要来源之一。

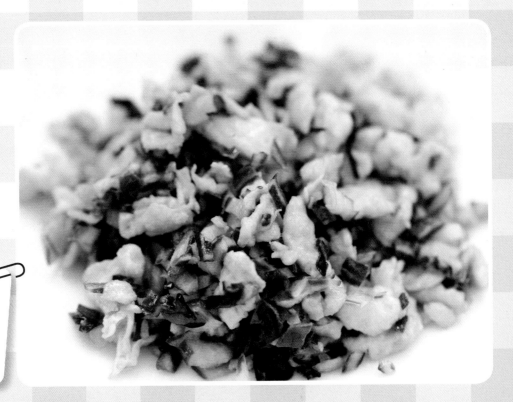

如果不放鸡蛋，8个月以上的宝宝就可以食用。

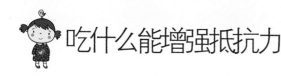# 吃什么能增强抵抗力

1. 宝宝抵抗力弱爱生病

只要宝宝抵抗力强，就很少会生病，其他各方面表现都好。胎儿在妈妈的腹中可以从妈妈那里得到免疫保护，出生至6个月的宝宝可以从妈妈的乳汁中得到免疫物质，不容易生病。而6个月～3岁的宝宝，处于生理上的免疫功能不全期，免疫力较低，很容易患上流感、支气管炎、肺炎、哮喘、腹泻等疾病。如果反复使用抗生素等药物，会使胃肠道内的有益菌群遭到破坏，进一步降低宝宝的免疫力，形成恶性循环，甚至可能影响其一生的健康。免疫力低下的宝宝常表现为身体发育滞后，个子长不高；智力发育水平低，反应慢；对环境的适应能力较差，尤其在季节交替的时候，或者是寒冷的冬季，常常易感冒、发热等。

2. 提高宝宝抵抗力的方法

☆母乳喂养。母乳中含有丰富的免疫球蛋白，可增强宝宝的抗病能力。因此，为了宝宝的健康，应尽可能地进行母乳喂养。

☆及时添加辅食。按月龄及时添加辅食。1岁以后注意饮食上的营养均衡，避免养成挑食、偏食的不良习惯，以防发生营养不良、贫血、缺钙、缺锌等降低呼吸道抵抗力的疾病。

☆多进行户外活动。平时应多带宝宝进行户外活动，锻炼身体，还要多晒太阳补充维生素D，室内要经常开窗通风，保持空气新鲜，提高宝宝对外界环境变化的适应性、耐寒力及对致病菌的抵抗力。

☆及时给宝宝增减衣服。平时不要给宝宝穿得过多，气候变化时要及时帮宝宝增减衣服，既不能让宝宝受凉受冻，又不能捂得满头大汗。

☆季节交替或流行病发作期少带宝宝去人多拥挤的地方。公共场所是传染病流行高发区，要少带宝宝去公共场所。如果家里其他人患病了暂时不要和宝宝接触，以减少宝宝患病的机会。

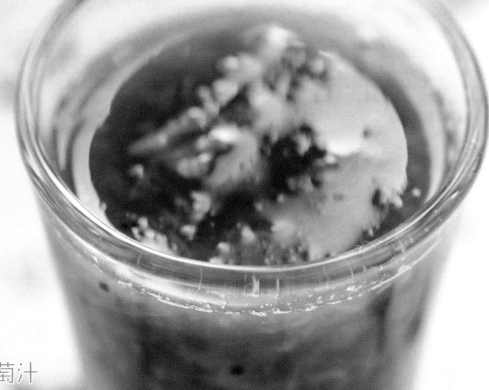

♥ 推荐食疗方

奇异葡萄汁

适合年龄：8个月以上。

原料 葡萄100克，猕猴桃20克。

做法

1. 猕猴桃去皮，葡萄去皮去子。
2. 将猕猴桃和葡萄放入榨汁机中榨汁，装杯即可食用。

功效

两者都是富含维生素C的超级水果，并且抗氧化物和其他维生素的含量也名列前茅，是宝宝增强抵抗力的必备武器。

山药大米粥

适合年龄：10个月以上。

 山药80克，大米50克。

1. 将山药洗净，切块。
2. 锅中加适量水，大火煮沸后放入大米，开锅后转小火煮约10分钟。
3. 放入山药块，继续煮20分钟，至山药软烂即可盛出食用。

功效

　　山药作为补气的食物，有健脾养精等功效。其中含有的碳水化合物、纤维素、氨基酸和淀粉酶等，为山药的滋补作用提供了强大的物质来源。

　　一些宝宝容易对沾在皮肤上的山药黏液过敏。

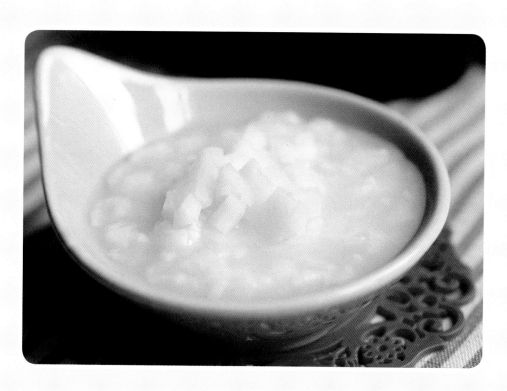

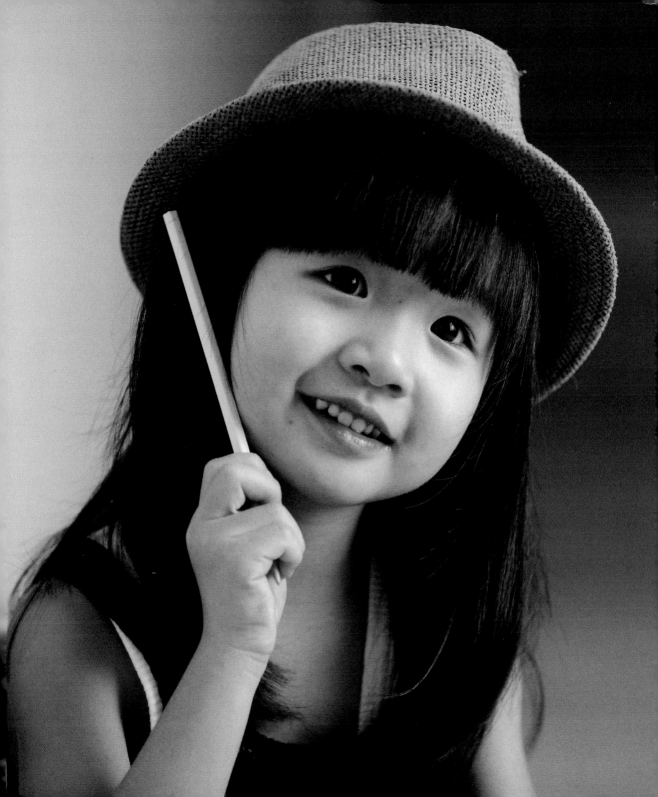

第四章
宝宝最常见的饮食误区

添加辅食的误区 / 喝水的误区 /
饮食习惯培养的误区 /
补充蛋白质的误区 / 吃鸡蛋的误区

误区一：宝宝辅食添加先从蛋黄开始

宝宝在4~6个月之间，可以添加辅食了，但是对于存在过敏风险的宝宝，不建议开始就加蛋黄。鸡蛋黄中的蛋白质含量虽然低于鸡蛋白，但也有可能导致过敏，发生湿疹、腹泻等，所以建议存在过敏风险宝宝7~8个月后开始添加蛋黄，且从每天1/4个逐渐增加到1个。宝宝是否具有过敏风险，需要儿科医生或临床营养医师进行评估。

宝宝6个月了，传统上首选添加的辅食为米粉，一般从吃富含铁的米粉开始。米粉在宝宝吃奶前喂，按比例用温水调成稀糊状，先喂一小勺，压住下嘴唇送到舌面上，让宝宝慢慢体会全新的进食方式。妈妈边喂边给宝宝做出咀嚼的示范动作，进行学吃的教育。如果宝宝消化好、大便正常，间隔2~3天可以增加米粉量，一勺一勺逐渐增多。如果宝宝出现了腹泻，或大便不正常，可以维持原量，酌情减量甚至暂停辅食。

米粉添加7~10天之后就可以添加菜泥了。开始可以选用根茎类蔬菜，比如胡萝卜泥、南瓜泥、红薯泥、豌豆泥等都可以，需要注意新的食物要单独添加，不混合。方法同上，每加一种新的辅食都要观察3~4天，看是否有过敏表现。然后添加果泥，苹果或香蕉可以用小勺刮成泥直接喂，也可以吃蒸或煮过的苹果，具体怎么做还要看宝宝的消化能力。随着辅食的种类和量增加，辅食从一顿增加到两顿，可以在两次吃奶之间喂一次辅食。一般推荐先添加蔬菜泥，再添加水果泥。因为水果较甜，宝宝会比较偏爱，一旦养成对水果的喜好，就很难再对蔬菜感兴趣了。

总之，爸爸妈妈给宝宝添加辅食应遵循一定的原则，即由一种到多种、由少量到多量、由稀到稠、由细到粗、循序渐进地添加，千万不要操之过急。

误区二：宝宝喝果汁比喝白开水好

果汁果水味道甜美，深受宝宝的喜爱，但是如果长期喝这些，而不喝白开水，不但会造成宝宝对白开水的排斥，还可能引发喂养和口腔问题。

不论是母乳喂养还是人工喂养，是否给宝宝喂水都要根据具体情况而定，与宝宝的进食情况、运动量、出汗情况、天气、温度、疾病状态等都有关系。可以通过宝宝的尿量和颜色判断是否需要补水，每天排尿次数6~8次，颜色呈无色或微黄色，这就意味着宝宝体内水分充足，可以不用额外补充水分。

一般6个月以内纯母乳喂养的宝宝可以不喝水，因为母乳中85%以上都是水分，足够的奶量可以满足宝宝对水分的需求。6个月以内配方奶粉喂养的宝宝，原则上也不需要喂水。如果需要喂水可以放在两次奶中间，适当水量，也可以由宝宝自己掌握喝多少水，不喝也不必勉强。6个月以上的宝宝在添加辅食后，根据宝宝的情况，可以适当补充水分。

1. 白开水是宝宝最好的饮料

白开水是宝宝最好的饮料，还具有清洁口腔的作用。有的家长为了能够让宝宝多喝些水，就用果汁、果水、菜水等有味道的水诱导宝宝多喝水，宝宝喝惯了有味道的水，很可能造成对白开水的排斥。此外，果汁之类的甜味水，会增加口腔问题的隐患，长期喝果汁水容易导致蛀牙的形成。

2. 宝宝出现哪些情况说明需要补水

☆气候干燥、气温高、宝宝出汗多、尿液颜色偏黄的情况下。

☆宝宝发热时，身体会流失水分。

☆宝宝腹泻特别是稀水便时，应补充含少量盐和糖的水。

☆宝宝处于厌奶期，摄奶量骤减。

☆添加辅食后，观察宝宝排尿颜色等，适当补充水分。

对于喝惯了果汁、菜汁已经不接受白开水的宝宝，家长可以逐渐减少果汁、菜汁的浓度，把果汁、菜汁冲稀变淡，循序渐进，最后逐渐接近白水，让宝宝重新接受白开水，养成喝白开水的习惯。

误区三：宝宝均衡膳食方面的误区

全面摄取营养是宝宝健康生长发育必不可少的前提，但并非只要什么都吃就足够了，父母还应该懂得，如何均衡合理地将不同种类食物搭配在一起。宝宝每天应摄入多少主食、蔬菜水果和肉蛋奶类，宝宝早、中、晚餐应各吃多少，在为宝宝安排一日三餐时，家长应注意些什么。父母只有了解了这些，不仅可以为宝宝提供均衡的饮食，还使宝宝摄入的营养配比均衡，营养成分被有效地吸收。

1. 宝宝可以少吃主食

一些家长认为主食没什么营养，少吃没关系，肉和水果才最重要。其实不然，因为主食富含的碳水化合物作为能量供应的主要来源，为人体及时补充消耗的能量，并且保护体内的蛋白质不被分解。宝宝活泼好动、运动量大、各器官不断地生长发育，需要充足的能量供应。如果宝宝主食摄入不足的话，承担能量需求供给的重担就义不容辞地落在了蛋白质和脂肪的肩上，久而久之便会加重宝宝的代谢负担，产生威胁宝宝健康的潜在危害。

因此，妈妈们在安排宝宝膳食时，主食类的食物应占到一天摄入食物总量的50%或更多。

2. 宝宝不爱吃蔬菜，多吃点水果就行了

不能让水果替代蔬菜!

现在宝宝饮食方面普遍存在的现象是：水果吃得多、蔬菜吃得少；零食吃得多、正餐吃得少，这是造成儿童膳食结构不均衡的普遍原因。用水果代替蔬菜，会导致宝宝摄入的糖分相对增加，越来越不喜欢吃蔬菜，有一些宝宝经常加餐吃水果可能会影响吃正餐的量。而零食吃得多，特别是像蛋糕、饼干、巧克力等味道甜、热量高的食物，宝宝零食吃完了之后不容易产生饥饿感，该吃饭的时候就不好好吃正餐。另外一些宝宝正餐吃的很好，同时零食也吃得多，这样摄入的过剩热量不能被消耗利用，在体内转化成脂肪蓄积，长此以往便会导致小儿肥胖。如今的"小胖墩"越来越多，家长经常说孩子没吃多少饭啊，怎么还会胖的呢？其实很大一部分便是膳食结构的不均衡导致的。

误区四：宝宝也要"早吃好、午吃饱、晚吃少"

我们都很熟悉"早吃好、午吃饱、晚吃少"这样的三餐分配原则，但是这种膳食结构适用于正值生长发育阶段的宝宝吗？

对于宝宝来说，这种说法有一定道理，但并不完全正确。宝宝的早餐要注重质量，即营养搭配合理，食物种类丰富；午餐要吃饱，是强调摄入量充足的重要性；而晚吃少是针对成人而言的，主要是避免因晚饭能量摄入过多，消耗过少而导致肥胖。而对于正处在快速生长发育期的儿童来说，晚餐不可吃得太少，应在晚饭时保证宝宝能够摄入充足的能量，否则入睡时间还没到，宝宝便产生了饥饿感。如果睡觉前加餐再大吃一顿，会产生更不好的影响。父母需要注意的是，避免在晚餐时给宝宝食用高脂肪、高能量、难消化的食物，因为这样会加重宝宝的胃肠消化负担，影响晚上的睡眠质量。

宝宝一日三餐和加餐各占其每日总餐量的比例，可以按照2.5:3.5:3:1的比例分配较为合理，即早餐占一日总餐量的25%、午餐占35%、晚餐占30%、加餐占10%。每个宝宝都是独一无二的，喂养情况也会有所不同，可以根据孩子的作息、运动和生长发育情况，适当调整各餐比例。

误区五：宝宝也有必要补充蛋白粉

蛋白质可以维持宝宝身体组织的生长、更新和修补，是各器官和组织细胞不断更新增长的原料，同时有调节生理功能， 增强人体对疾病的抵抗能力，提供人体必需的氨基酸，提供能量的作用。正因蛋白质在宝宝生长发育阶段起着重要作用， 很多爸爸妈妈认为让宝宝能够健康强壮， 除了每日正常膳食摄入的富含蛋白质的食物之外， 还需要购买些优质蛋白保健品如蛋白粉，为宝宝补充蛋白质。

其实，宝宝并非补充蛋白质越多越好，蛋白质粉并非适合宝宝。

其对蛋白质的需求量也有所差别。比如一个体重为15千克3岁男宝宝，推荐每天摄入的蛋白质量为18~25克左右，而一个体重为18千克3岁男宝宝，推荐每天摄入的蛋白质量不宜超过20克左右。这里需要注意的是蛋白质的量不仅是鸡蛋白，也不是单纯肉的量，而是所有含蛋白质食物中的蛋白质总量。妈妈们不用拿着小天平和计算器计算宝宝每天蛋白质的摄入量， 只要全面均衡地安排每日膳食，便可轻松达到蛋白质的推荐摄入量，不必额外补充。

1. 我的宝宝会蛋白质缺乏吗

只要饮食全面合理，一般情况下就不用担心宝宝体内蛋白质缺乏的问题。1岁以内宝宝每天每千克体重推荐摄入蛋白质量最多，随着年龄增加，每公斤体重的蛋白需要量逐渐降低。例如，4个月大体重为6千克的宝宝， 每天推荐摄入蛋白质的量是13克左右。2岁体重为12千克的宝宝， 每天推荐摄入蛋白质的量是16~20克左右。只要宝宝保证每日摄取足量的奶量和均衡的辅食，每日推荐的蛋白质需要量是很容易达到的。

不同年龄的孩子对于蛋白质的需求量不尽相同， 即使是处于同一年龄段的宝宝， 由于体重和个体的差异化，身体状况和所处的疾病状态不同，

2. 宝宝摄入过多蛋白质的危害

如果宝宝在膳食中已经摄入了足量的蛋白质，同时又长期额外补充蛋白粉的话，宝宝很可能会出现因蛋白质过剩而带来的负面危害。婴儿由于消化系统和肝脏功能尚未发育成熟， 难以负担大量蛋白质，多余未消化蛋白质在大肠内被细菌分解产生氨类毒素及有害的副产物，重新吸收到血液中。长期摄入大量超负荷的蛋白质，常常伴随着高脂肪和高热量， 由此发展成小儿营养性单纯性超重或肥胖，还容易引发肝功能障。再加上宝宝肾脏功能发育的不完善，不足以承受大量蛋白质分解后产生的含氮物质从肾脏排出，有可能引起肾功能问题。

误区六：培养宝宝的饮食习惯的误区

一般1岁以上的宝宝就应该开始练习自己吃饭了。尽早培养良好的饮食习惯，学会自主进食，有助于培养自立能力，锻炼自我探索，并让孩子对食物产生兴趣，不应该等到上学以后再培养。小宝宝喂养习惯不好，是造成营养不良的重要原因之一。父母在培养宝宝良好饮食习惯的时候，要注意以下问题。

甚至产生厌食，营养不良等问题。

所以，建议给宝宝喂饭时不要开着电视；不要在宝宝的餐桌上摆放玩具或电子产品；对于大点儿的宝宝可以规定就餐时间及奖惩办法。要求宝宝吃饭专心的同时，同桌就餐的其他人也要做到专心吃饭，为孩子做出榜样。

1. 不要让宝宝边吃边玩

有的妈妈喂宝宝吃饭时，会让宝宝坐在小椅子里，孩子手里玩着手机或专注地看着电视，家长一勺一勺地喂饭。虽然这种喂食办法最省事，宝宝不用伸手抓饭碗，也不会把饭菜弄得到处都是，吃饭过程比较顺利，有时候家长觉得这样喂饭宝宝可以多吃些，但其实却影响了宝宝吃饭时注意力的集中。宝宝只有在单纯、安静的环境里就餐，才能将注意力集中在进食和与喂养人的交流上。电视、手机和玩具会将宝宝的注意力转移，降低宝宝对于食物的味觉敏感性和对饥饱的感知力，混淆吃饭、玩玩具、玩手机和看电视的行为认识。时间长了，会使宝宝养成边吃边玩，让家长追着喂饭的坏习惯，

2. 给宝宝喂饭吃好吗

宝宝长到10个月以后，手指活动能力和手眼协调能力在逐渐增强，开始有了自己进食的强烈愿望，这个时期是宝宝开始学习自己吃饭的最佳阶段。然而有些妈妈会觉得："要是让宝宝自己吃，吃得不多，而且弄得满头满脸满地都是，还不如大人喂干净、吃得多呢!"如果妈妈真这么想，那就大错特错了!

宝宝自己吃不仅可以增强他们对进食的兴趣，而更能锻炼手指小肌肉群的发育和手眼协调能力，同时还能增强宝宝的自信心。宝宝自己进食，是对人格独立的向往，应给予积极鼓励。妈妈如果担心

宝宝自己吃会弄得很脏，可以准备一个就餐的专区，在餐椅下铺上塑料布或报纸，给宝宝戴上围嘴等。妈妈要用鼓励的目光、语言和肢体动作帮助宝宝，这时候家长做出咀嚼的动作，具有极强模仿能力的孩子会学着咀嚼和进食。小宝宝从用手直接抓食物开始，到逐渐学习用勺子吃饭，需要一定的时间去练习。

3. 宝宝吃饭磨蹭的原因是什么

宝宝吃饭磨蹭的原因有很多。一般来讲，1~2岁的宝宝骨骼、肌肉、神经系统发育尚不完全，手眼脑的协调尚未完善，自己吃饭还处于尝试、探索阶段，不够熟练是正常的。随着宝宝年龄的增长和家长不断地训练，吃饭慢情况会有所改变。有些宝宝在早期喂食中，接触了太多过于精细软烂的食物，咀嚼吞咽能力比较差，造成以后吃饭时间长，块稍大的食物不会咀嚼，直接吐出来，另家长以为是孩子不爱吃。当然，还有些宝宝是因为挑食，或者家长照顾过度，注意力不集中，饥饱感不明显，不会"吃饭"。

家长要耐心、适度、适时地对宝宝进行早期潜能开发，训练宝宝懂得按时就餐，养成不磨蹭的好习惯，帮助宝宝面部肌肉和各个器官功能的发展;改进食物烹调方法，改善宝宝的咀嚼能力;对于习惯不好的宝宝要及时纠正，在纠正的过程中要讲究方法，不要一味催促，甚至吓唬谩骂，可以用适度奖惩的方法帮助宝宝改进。

4. 跟宝宝比赛吃饭速度的坏处

有的妈妈总在餐桌旁不停地催促宝宝："快点儿吃! 看看咱俩谁吃得更快!"其实孩子吃饭慢，首先需要找到原因。不明原因的单纯催促是不对的，如果孩子一着急，进食过快不仅容易呛卡，还会刺激胃肠，不利于营养消化吸收。食物进入口腔后经过牙齿咀嚼，将食物切碎，通过唾液搅拌后再到胃里面，胃里的酶、酸等物质再把食物进一步打散消化，这样才利于吸收。如果进食过快没有充分咀嚼，直接进到胃里将会增加胃的负担，易患胃病，也容易吃得多，导致饮食过量，造成肥胖，或者导致消化不良。一日三餐是宝宝吸收营养的最重要途径，进餐时间最好能保证在20~30分钟，一定不要进食过快。宝宝吃饭后最好也不要马上进行剧烈运动。

误区七：土鸡蛋营养价值更高

土鸡蛋未必一定好！一定要选择安全的食物来源，包括产地、加工运输保存方法、保质期、是否使用添加剂等。

单从营养价值来看，土鸡的饲料丰富营养价值高，一般认为土鸡蛋的营养价值比普通鸡蛋更具优势，尤其在味道上存在一定的差异。但是，随着大量农药在农作物种植过程中的使用，土鸡蛋中农药含量也有所增加。农家散养的土鸡，通常以田间地头的虫子为食，而虫子在食用了喷洒过农药的农作物后，体内会蓄积或残留一部分农药成分，当土鸡食用了体内含有农药的虫子时，自身的农药含量也就相应增高了。如果发生这种情况，土鸡蛋就显得不利了。

农药中通常含有一些激素类物质，宝宝食用了含有农药成分的土鸡蛋，对身体健康会产生不利的影响。因此，妈妈在为宝宝购买土鸡蛋时，要考察一下产蛋地区的生态状况，选择靠谱的品牌和选购途径，不要盲目地认为，只要是土鸡蛋就比普通鸡蛋更适合宝宝食用。

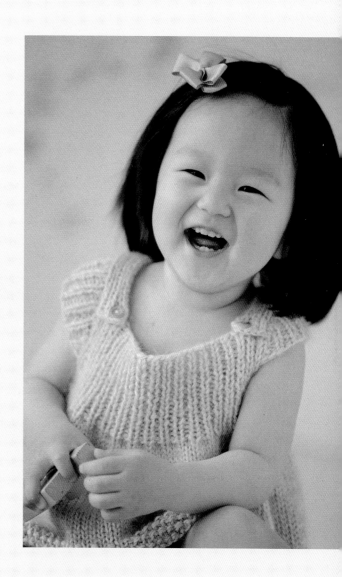

附表

表1 谷类、杂豆类、薯类主要营养素含量表（以100克可食部计）

食物	能量（千卡）	蛋白质（克）	脂肪（克）	糖类（克）	膳食纤维（克）	维生素A（微克当量）	维生素C（毫克）	钙（毫克）	钾（毫克）	铁（毫克）	锌（毫克）
小米	358	9.0	3.1	75.1	1.6	17	—	41	284	5.1	1.87
米粉（干）	346	8.0	0.1	78.3	0.1	—	—	—	43	1.4	2.27
燕麦片	367	15.0	6.7	66.9	5.3	—	—	186	214	7.0	2.59
大麦	307	10.2	1.4	73.3	9.9	—	—	66	49	6.4	4.36
糯米	348	7.3	1.0	78.3	0.8	—	—	26	137	1.4	1.54
荞麦	324	9.3	2.3	73.0	6.5	3	—	47	401	6.2	3.62
黑米	333	9.4	2.5	72.2	3.9	—	—	12	256	1.6	3.80
芋头	79	2.2	0.2	18.1	1.0	27	6	36	378	1.0	0.49
红小豆	309	20.2	0.6	63.4	7.7	13	—	74	860	7.4	2.20
红芸豆	314	21.4	1.3	62.5	8.3	30	—	176	1215	5.4	2.07
绿豆	316	21.6	0.8	62.0	6.4	22	—	81	787	6.5	2.18
红薯	99	1.1	0.2	24.7	1.6	125	26	23	130	0.5	0.15
鲜玉米	106	4.0	1.2	22.8	2.9	—	16	—	238	1.1	0.90
玉米面（黄）	341	8.1	3.3	75.2	5.6	7	—	22	249	3.2	1.42

注：①除特别说明者外，附表内食物营养素含量数据均摘自《中国食物成分表2002和2004》（中国疾病预防控制中心营养与食品安全所编著，北京大学医学出版社出版）。②谷类、豆类、蔬菜和水果等植物性食物中基本不含维生素A，但含有β-胡萝卜素，后者可以转化为维生素A（当量），转化的大致比例是6:1。③符号"—"代表未测定；"---"代表未检出；"Tr"代表微量。

表2 蔬菜主要营养素含量表（以100克可食部计）

食物	能量（千卡）	蛋白质（克）	脂肪（克）	糖类（克）	膳食纤维（克）	维生素A（微克当量）	维生素C（毫克）	钙（毫克）	钾（毫克）	铁（毫克）	锌（毫克）
西红柿	19	0.9	0.2	4.0	0.5	92	19	10	163	0.4	0.13
油菜	23	1.8	0.5	3.8	1.1	103	36	108	210	1.2	0.33
青椒	22	1.0	0.2	5.4	1.4	57	72	14	142	0.8	0.19
生菜（叶用莴苣）	13	1.3	0.3	2.0	0.7	298	13	34	170	0.9	0.27
菜花	24	2.1	0.2	4.6	1.2	5	61	23	200	1.1	0.38
西兰花	33	4.1	0.6	4.3	1.6	1202	51	67	17	1.0	0.78
红菜薹	41	2.9	2.5	2.7	0.9	13	57	26	221	2.5	0.90
芹菜	14	0.8	0.1	3.9	1.4	10	12	48	154	0.8	0.46
黄瓜	15	0.8	0.2	2.9	0.5	15	9	24	102	0.5	0.18
苦瓜	19	1.0	0.1	4.9	1.4	17	56	14	256	0.7	0.36
筊瓜（西葫芦）	18	0.8	0.2	3.8	0.6	5	6	15	92	0.3	0.12
四季豆	28	2.0	0.4	5.7	1.5	35	6	42	123	1.5	0.23
豇豆（新鲜）	29	2.9	0.3	5.9	2.3	42	19	27	112	0.5	0.54
蚕豆（新鲜）	104	8.8	0.4	19.5	3.1	52	16	16	391	3.5	1.37
毛豆（新鲜）	123	13.1	5.0	10.5	4.0	22	27	135	478	3.5	1.73
荷兰豆	27	2.5	0.3	4.9	1.4	80	16	51	116	0.9	0.50
扁豆（新鲜）	37	2.7	0.2	8.2	2.1	25	13	38	178	1.9	0.72

食物	能量（千卡）	蛋白质（克）	脂肪（克）	糖类（克）	膳食纤维（克）	维生素A（微克当量）	维生素C（毫克）	钙（毫克）	钾（毫克）	铁（毫克）	锌（毫克）
莴笋	14	1.0	0.1	2.8	0.6	25	4	23	212	0.9	0.33
菠菜	24	2.6	0.3	4.5	1.7	487	32	66	311	2.9	0.85
冬瓜	11	0.4	0.2	2.6	0.7	13	18	19	78	0.2	0.07
绿豆芽	18	2.1	0.1	2.9	0.8	3	6	9	68	0.6	0.35
节瓜	12	0.6	0.1	3.4	1.2	—	39	4	40	0.1	0.08
菜心	25	2.8	0.5	4.0	1.7	160	44	96	236	2.8	0.87
芦笋	19	1.4	0.1	4.9	1.9	17	45	10	213	1.4	0.41
鱼腥草	—	—	—	0.3	0.3	575	70	123	718	9.8	0.99
韭菜苔	33	2.2	0.1	7.8	1.9	80	1	11	121	4.2	1.34
蒜薹	61	2.0	0.1	15.4	2.5	80	1	19	161	4.2	1.04
上海青（瓢儿白）	15	1.7	0.2	3.2	1.6	200	10	59	245	1.8	0.54
卷心菜（结球甘蓝）	22	1.5	0.2	4.6	1.0	12	40	49	124	0.6	0.25
芥菜	24	2.5	0.4	3.6	1.0	242	51	80	210	1.5	0.5
胡萝卜	43	1.4	0.2	10.2	1.3	668	16	32	193	0.5	0.14
洋葱	39	1.1	0.2	9.0	0.9	3	8	24	147	0.6	0.23
香菇	19	2.2	0.3	5.2	3.3	—	1	2	20	0.3	0.66
紫菜（干）	207	26.7	1.1	44.1	21.6	228	2	264	1796	54.9	2.47
木耳（干）	205	12.1	1.5	65.6	29.9	17	—	247	757	97.4	3.18
金针菇	26	2.4	0.4	6.0	2.7	5	2	—	195	1.4	0.39
荸荠	59	1.2	0.2	14.2	1.1	3	7	4	306	0.6	0.34

表3 水果主要营养素含量表（以100克可食部计）

食物	能量（千卡）	蛋白质（克）	脂肪（克）	糖类（克）	膳食纤维（克）	维生素A（微克当量）	维生素C（毫克）	钙（毫克）	钾（毫克）	铁（毫克）	锌（毫克）
香蕉	91	1.4	0.2	22.0	1.2	10	8	7	256	0.4	0.18
猕猴桃	56	0.8	0.6	14.5	2.6	22	62	27	144	1.2	0.57
葡萄	43	0.5	0.2	10.3	0.4	8	25	5	104	0.4	0.18
苹果	52	0.2	0.2	13.5	1.2	3	4	4	119	0.6	0.19
柑橘	51	0.7	0.2	11.9	0.4	148	28	35	154	0.2	0.08
西瓜	25	0.6	0.1	5.8	0.3	75	6	8	87	0.3	0.10
香瓜	26	0.4	0.1	6.2	0.4	5	15	14	139	0.7	0.09
草莓	30	1.0	0.2	7.1	1.1	5	47	18	131	1.8	0.14
桃	48	0.9	0.1	12.2	1.3	3	7	6	166	0.8	0.34
杧果	32	0.6	0.2	8.3	1.3	150	23	Tr	138	0.2	0.09
木瓜	27	0.4	0.1	7.0	0.8	145	43	17	18	0.2	0.25
鲜枣（大）	122	1.1	0.3	30.5	1.9	40	243	22	375	1.2	1.52
干枣（大）	298	2.1	0.4	81.1	9.5	—	7	54	185	2.1	0.45
樱桃	46	1.1	0.2	10.2	0.3	35	10	11	232	0.4	0.23
柚子	41	0.8	0.2	9.5	0.4	2	23	4	119	0.3	0.40
梨	44	0.4	0.2	13.3	3.1	6	6	9	92	0.5	0.46
菠萝	41	0.5	0.1	10.8	1.3	3	18	12	113	0.6	0.14
哈密瓜	34	0.5	0.1	7.9	0.2	153	12	4	190	----	0.13
石榴	63	1.4	0.2	18.7	4.8	—	9	9	231	0.3	0.19
山竹	69	0.4	0.2	18.0	1.5	Tr	1.2	11	48	0.3	0.06
榴莲	147	2.6	3.3	28.3	1.7	3	2.8	4	261	0.3	0.16

表4 肉类、蛋类和鱼类主要营养素含量表（以100克可食部计）

食物	能量（千卡）	蛋白质（克）	脂肪（克）	糖类（克）	膳食纤维（克）	维生素A（微克当量）	维生素C（毫克）	钙（毫克）	钾（毫克）	铁（毫克）	锌（毫克）
鸡蛋	144	13.3	8.8	2.8	—	234	—	56	154	2.0	1.10
鸭蛋	180	12.6	13.0	3.1	—	261	—	62	135	2.9	1.67
鹌鹑蛋	160	12.8	11.1	2.1	—	337	—	47	138	3.2	1.61
鲈鱼	105	18.6	3.4	0	—	19	—	138	205	2.0	2.83
草鱼	113	16.6	5.2	0	—	11	—	38	312	0.8	0.87
石斑鱼	85	18.5	1.2	0	—	26	—	152	313	0.7	0.80
杂色鲍鱼	84	12.6	0.8	6.6	—	24	—	266	136	22.6	1.75
蛤蜊	62	10.1	1.1	2.8	—	21	—	133	140	10.9	2.38
虾皮	153	30.7	2.2	2.5	—	19	—	991	617	6.7	1.93
梭子蟹	95	15.9	3.1	0.9	—	121	—	280	208	2.5	5.50
基围虾	101	18.2	1.4	3.9	—	—	—	83	250	2.0	1.18
海虾	79	16.8	0.6	1.5	—	----	—	146	228	3.0	1.44
鲢鱼	104	17.8	3.6	0	—	20	—	53	277	1.4	1.17
鲳鱼	140	18.5	7.3	0	—	24	—	46	328	1.1	0.80
鲅鱼	121	21.2	3.1	2.1	—	19	—	35	370	0.8	1.39
带鱼	127	17.7	4.9	3.1	—	29	—	28	280	1.2	0.70

食物	能量（千卡）	蛋白质（克）	脂肪（克）	糖类（克）	膳食纤维（克）	维生素A（微克当量）	维生素C（毫克）	钙（毫克）	钾（毫克）	铁（毫克）	锌（毫克）
大马哈鱼	139	17.2	7.8	0	—	45	—	13	361	0.3	1.11
鱿鱼（鲜）	84	17.4	1.6	0	—	35	—	44	290	0.9	2.38
猪大排	264	18.3	20.4	1.7	—	12	—	8	274	0.8	1.72
牛肉（肥瘦）	125	19.9	4.2	2.0	—	7	—	23	216	3.3	4.73
鸭肉	240	15.5	19.7	0.2	—	52	—	6	191	2.2	1.33
猪小排	278	16.7	23.1	0.7	—	5	—	14	230	1.4	3.36
羊肉（肥瘦）	203	19.0	14.1	0	—	22	—	6	232	2.3	3.22
鸡肉	167	19.3	9.4	1.3	—	48	—	9	251	1.4	1.09
猪肝（新鲜）	129	19.3	3.5	5.0	—	4972	20	6	235	22.6	5.78
煮卤猪肝	203	26.4	8.3	5.6	—	4200	—	68	188	2.0	0.35

表5 大豆制品主要营养素含量表（以100克可食部计）

食物	能量（千卡）	蛋白质（克）	脂肪（克）	糖类（克）	膳食纤维（克）	维生素A（微克当量）	维生素C（毫克）	钙（毫克）	钾（毫克）	铁（毫克）	锌（毫克）
黄豆	359	35.0	16.0	34.2	15.5	37	—	191	1503	8.2	3.34
黑豆	381	36.0	15.9	33.6	10.2	5	—	224	1377	7.0	4.18
豆腐	81	8.1	3.7	4.2	0.4	—	—	164	125	1.9	1.11
豆腐干	140	16.2	3.6	11.5	0.8	—	—	308	140	4.9	1.76

表6　奶类主要营养素含量表（以100克可食部计）

食物	能量（千卡）	蛋白质（克）	脂肪（克）	糖类（克）	膳食纤维（克）	维生素A（微克当量）	维生素C（毫克）	钙（毫克）	钾（毫克）	铁（毫克）	锌（毫克）
酸奶	72	2.5	2.7	9.3	—	26	1	118	150	0.4	0.53
奶酪（干酪）	328	25.7	23.5	3.5		152	—	799	75	2.4	6.97
牛奶	54	3.0	3.2	3.4		24	1	104	109	0.3	0.42

表7　坚果主要营养素含量表（以100克可食部计）

食物	能量（千卡）	蛋白质（克）	脂肪（克）	糖类（克）	膳食纤维（克）	维生素A（微克当量）	维生素C（毫克）	钙（毫克）	钾（毫克）	铁（毫克）	锌（毫克）
大杏仁	503	19.9	42.9	27.8	18.5	—	26	49	169	1.2	4.06
核桃	627	14.9	58.8	19.1	9.5	5	1	56	385	2.7	2.17
开心果	567	20.95	44.82		9.9			107	—	4.03	2.34
西瓜子（炒）	573	32.7	44.8	14.2	4.5	—	——	28	612	8.2	6.76
葵花子（炒）	616	22.6	52.8	17.3	4.8	5	——	72	491	6.1	5.91
花生（炒）	589	21.7	48.0	23.8	6.3	10	——	47	563	1.5	2.03
鲍鱼果	656	14.32	66.43	—	7.5	—	—	160	—	2.43	4.06
榛子（炒）	594	30.5	50.3	13.1	8.2	12	——	815	686	5.1	3.75
长寿果	710	9.50	74.27		9.4			72	—	2.80	5.07
夏威夷果	718	7.79	76.08	—	8.0	—	—	70	—	2.65	1.29

注：开心果、鲍鱼果、长寿果和夏威夷果的数据摘自美国食物成分数据库。